N° 4

LA RÉGULATION HÉMATOSIQUE

ACTUALITÉS THÉRAPEUTIQUES

ACTUALITÉS THÉRAPEUTIQUES
PUBLIÉES SOUS LA DIRECTION
du Docteur Joseph NOÉ, Q
de la Faculté de Paris,
Lauréat de l'Ecole supérieure de Pharmacie,
Ex-Chef de Laboratoire de la Faculté de Médecine

N° 4

LA RÉGULATION HÉMATOSIQUE

Son mécanisme et ses principes essentiels

PAR LE

Docteur Joseph NOÉ

ACTUALITÉS THÉRAPEUTIQUES

PUBLIÉES SOUS LA DIRECTION

du Docteur Joseph NOÉ, Q

de la Faculté de Paris,
Lauréat de l'École Supérieure de Pharmacie,
Ex-Chef de Laboratoire de la Faculté de Médecine

MONOGRAPHIES PARUES*

N° 1. — La Médication iodique, *Étude comparative de ses différentes formes et de leurs indications respectives.* — 1re édition en 1906; 2e édition *(avec supplément)* en 1908. — Prix : 1 fr. 50

N° 2. — Le Catarrhe bronchique, *son traitement rationnel.* — 1re édition en 1908. — Prix : 1 fr. 50.

N° 3. — L'Infection grippale, *Pathogénie et traitement pratique.* — 1re édition en 1909. — Prix : 1 fr. 50.

*MM. *les Docteurs* qui désirent collectionner ces Monographies peuvent s'adresser directement au Docteur **J. NOÉ, 51, Boulevard Montparnasse (Paris, VIe).**

OUVRAGES DU MÊME AUTEUR

Recherches sur la vie oscillante, *Essai de biodynamique.* — Un vol. in-8° de 372 pages, avec 38 graphiques et deux figures dans le texte; Paris, Librairie Alcan, 1903. — Prix : 7 francs.

Mention très honorable à l'Académie des Sciences de Paris (Concours du Prix Philipeaux en 1904).
*Cet ouvrage contient la liste des travaux de l'auteur depuis 1893 jusqu'en 1903.

La Toux, *son traitement rationnel.* — Un opuscule de 51 pages, avec 3 planches dans le texte; Paris, Librairie Masson, 1905.

La Médication iodique, *Étude comparative de ses différentes formes et de leurs indications respectives.* 1re édition en 1906; 2e édition en 1908 (avec supplément); Paris, Librairie Rousset — Prix : 1 fr. 50.

Le Catarrhe bronchique, *son traitement rationnel.* Paris, Librairie Rousset, 1908. — Prix : 1 fr. 50.

L'Alexine *(granulé phosphorique)* et le **Neuro-Arthritisme.** N° 1 de la Bibliothèque internationale des Spécialités pharmaceutiques; Paris. Librairie Rousset, 1908. — Prix : 1 franc.

Les Gouttes Nican et les **Toux spasmodiques.** N° 2 de la Bibliothèque internationale des Spécialités pharmaceutiques; Paris, Librairie Rousset, 1909. — Prix : 1 franc.

L'Infection grippale, *Pathogénie et traitement pratique.* Paris, Librairie Rousset, 1909. — Prix : 1 fr 50.

ACTUALITÉS THÉRAPEUTIQUES
PUBLIÉES SOUS LA DIRECTION
du Docteur Joseph NOÉ,
de la Faculté de Paris,
Lauréat de l'École Supérieure de Pharmacie,
Ex-Chef de Laboratoire de la Faculté de Médecine.

N° 4

LA RÉGULATION HÉMATOSIQUE

Son Mécanisme et ses Principes essentiels

PAR LE

Docteur Joseph NOÉ

Prix : 1 fr. 50

PARIS
LIBRAIRIE MÉDICALE ET SCIENTIFIQUE
JULES ROUSSET
1, rue Casimir-Delavigne, et 12, rue Monsieur-le-Prince

1910

La seconde partie et les conclusions de ce mémoire ont fait l'objet d'une communication à l'Académie de médecine de Paris dans sa séance du 7 juin 1910. (Bases rationnelles de la médication hématosique.)

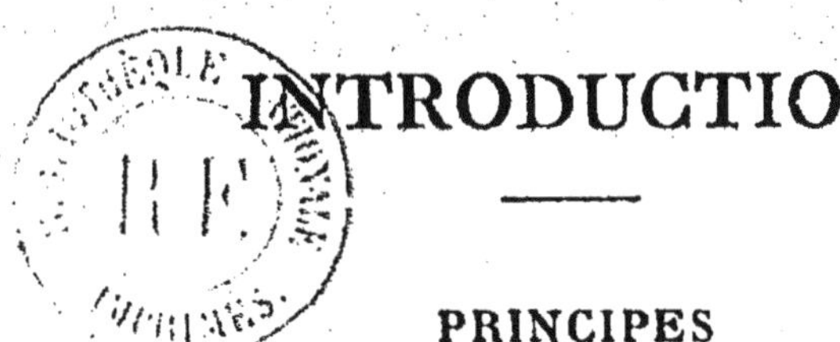

INTRODUCTION

PRINCIPES

DE

Thérapeutique Néo-vitaliste

Quelle que soit leur complexité plus ou moins apparente, les phénomènes vitaux peuvent tous se ramener, dans leur ensemble, à une certaine manifestation de l'énergie qui se traduit, en ce qui les concerne, par un double mouvement d'assimilation et de désassimilation, lequel est corrélatif d'une double opération d'analyse et de synthèse. Tout mouvement étant l'effet d'une force, on a naturellement été porté à se demander quelle pouvait être la nature de la force vitale.

La biologie retourne à l'ancienne idée de la force vitale.

Répugnant à l'idée d'un principe directeur, trop mystérieux, et obéissant à l'impulsion de l'esprit scientifique moderne, les biologistes n'ont pas tardé à abandonner le vitalisme pour le matérialisme, lequel n'admet comme forces que celles qui régissent la matière inerte. Il semble que l'on soit tombé d'un excès dans l'excès contraire, si bien que, l'explication matérialiste paraissant trop étroite et insuffisante, on a été amené à une nouvelle conception plus éclectique : le *néo-vitalisme* ou *bio-mécanisme*, qui est, en somme, un retour à l'ancienne idée de la force vitale, mais dégagée de tout ce qu'elle pouvait avoir de mystique.

INTÉRÊT DES CONCEPTIONS BIO-MÉCANIQUES

Les processus vitaux sont subordonnés à certains groupements matériels.

D'après cette théorie, les processus vitaux seraient bien soumis aux lois de la mécanique, de la physique et de la chimie, mais ne seraient possibles que grâce à certains groupements matériels, à certaines conditions de structure. Ainsi que le dit Benedikt(1), « les groupements d'atomes et les forces liées aux atomes sont, dans la matière vivante, beaucoup plus compliqués que dans la matière inorganisée... Les équations bio-mécaniques sont d'ordre physique, chimique, mécanique, mais elles sont d'un ordre plus élevé que celles qui ont cours dans le monde inanimé. »

---

(1) M. Benedikt. *Le bio-mécanisme ou néo-vitalisme en médecine et en biologie.* Paris, Libr. Maloine, 1904.

L'esprit qui domine cette théorie ne pouvait manquer de passer du domaine de la biologie dans celui de la médecine, car, de plus en plus, on tend à considérer la maladie non comme un état distinct, mais comme une déviation de l'état normal. La thérapeutique, surtout, devrait s'inspirer de ces notions, car ce qui importe, ce n'est pas tant de définir le trouble, par excès ou par défaut, qui caractérise le processus morbide, c'est, avant tout, de rétablir la régularité du mécanisme qui a été troublé. Or, si la thérapeutique des primitifs fut vitaliste, elle est devenue matérialiste sous l'influence des progrès physico-chimiques qui caractérisent l'époque moderne.

Répudiant l'empirisme, on a pensé que tout phénomène pathologique, étant d'un ordre spécial, exigeait par le fait même un remède particulier, et de là vient la richesse de l'arsenal médicamenteux moderne, richesse dont le principal défaut serait de devenir illimitée, c'est-à-dire dépourvue de sens.

Les médicaments doivent être utilisés conformément à leurs vertus dynamiques.

En tous cas, les médicaments ne sont généralement pas envisagés dans leurs propriétés dynamiques; on ne les administre guère qu'en tant que corps inorganiques, doués de vertus physiologiques intrinsèques. Ce point de vue, trop matérialiste, porte à croire qu'on est obligé d'en élever la dose le plus possible jusqu'à la limite de certains effets, qui peuvent être le point de départ de conséquences nocives. De là de nombreux inconvénients, et, pour y pallier, on est souvent obligé de recourir à des mélanges ou des combinaisons, susceptibles d'atténuer la toxicité et de renforcer l'action. Ce fut le succès de la thériaque du moyen âge; c'est souvent la raison d'être de la pharmacie galénique et de la pharmacopée moderne.

La thérapeutique par les agents physiques n'est point passible des mêmes reproches. Elle pourrait mieux s'adapter à la nature du mouvement vital, mais son action est forcément limitée, pour ainsi dire, à l'écorce de l'être vivant. Elle ne peut diriger les phénomènes intimes et profonds de l'économie, en particulier ceux qui sont d'un certain ordre réactionnel.

ORIENTATION NÉO-VITALISTE DE LA THÉRAPEUTIQUE

Quel progrès devrait donc réaliser, désormais, la thérapeutique médicamenteuse? Elle devrait devenir *néo-vitaliste*, c'est-à-dire s'inspirer des processus biomécaniques qui caractérisent les manifestations vitales; elle devrait tâcher de reproduire, au moins dans la forme, les groupements d'atomes et de forces liées aux atomes, qui constituent les rouages de la matière animée.

La pharmacothérapie doit satisfaire aux besoins d'énergie cinétique.

Lorsque l'on envisage à ce point de vue la pharmacologie moderne, elle semble à la fois trop riche et trop pauvre; elle s'occupe trop de la nouveauté du médicament en tant que composition chimique et pas assez de son originalité en tant que forme nouvelle de vitalisation. Il importe qu'elle soit de mieux en mieux adaptée aux besoins de l'organisme qui sont, essentiellement, des besoins d'énergie cinétique.

« La thérapeutique, dit ALBERT ROBIN, doit tenter d'influencer les fonctions si elle veut modifier les organes »; et, commentant cette phrase, HUCHARD (1) ajoute : « Nous ne devons pas demander ce qui fait mourir par les remèdes, mais ce qui fait vivre par eux, en se rappelant toujours que l'organisme se défend de lui-même contre la maladie. » Ce que l'économie met en œuvre aussi bien à l'état normal qu'à l'état pathologique, c'est toute une catégorie de substances délicates, à constitution albuminoïde, auxquelles ont été donnés les noms les plus divers suivant la modalité prédominante de leur activité biologique. Ce sont des diastases, enzymes, toxines, antitoxines, précipitines, agglutinines, hémolysines, bactériolysines, opsonines, alexines, etc...

Bien que la nature intime de ces corps soit encore obscure, on peut les considérer, ainsi que le dit très bien MARTINET (2), « comme des molécules complexes à atomes ou groupements d'atomes extrêmement labiles, merveilleux vecteurs d'énergie, capables d'emprunter au medium environnant l'équivalent énergétique de ce qu'ils cèdent pour les transformer aux substances avec lesquelles ils entrent en contact; ce sont de merveilleuses machines moléculaires, propres à transformer l'énergie calorifique en énergie chimique. » Leurs propriétés dépendent « non-seulement de tel atome ou tel groupement atomique particulier, mais de la manière d'être dudit atome ou dudit groupement. » Comment ?

LA ZYMO-ACTIVITÉ

D'une façon générale, leur spécificité d'action pourrait être catégorisée par le terme de *zymoactivité*, qui suppose deux sortes de phénomènes : 1° l'énorme disproportion des effets avec la petitesse de la masse (*pouvoir catalytique* ou action de présence); 2° la sensibilité à l'égard des agents physico-chimiques et surtout de la chaleur (*tautomérisation*, c'est-à-dire facilité de passage d'un état actif d'équilibre instable ou labilité à un état inactif d'équilibre stable).

En imitant les modalités spécifiques de zymoactivité.

Le type le mieux défini de zymoactivité consiste dans le ferment soluble (diastase ou enzyme), dont les diverses variétés semblent répondre aux rouages essentiels du double mouvement d'assimilation et de désassimilation qui caractérise la vie. C'est donc en l'imitant que la thérapeutique pourra le mieux réaliser la forme qui vitalise au maximum les médicaments.

---

(1) HUCHARD. *Journal des Praticiens*, 16 nov. 1907 : La thérapeutique d'hier et de demain.

(2) ALFRED MARTINET, *Presse médicale*, 16 janvier 1909 : Le devenir de la pharmacodynamie.

Dès 1896, Maurice Arthus (1) avait déjà développé la séduisante théorie des *enzymes-propriétés*, d'après laquelle les diastases devraient être envisagées non comme des substances matérielles, mais comme des propriétés de substances matérielles. Il s'appuyait, en effet, sur le parallélisme qui existe de tous points entre ces dernières et les forces physiques.

Et surtout la labilité des substances diastasiques.

Plus récemment, Pozzi-Escot (2) a substitué à cette théorie des diastases-forces celle des *diastases-substances labiles*, démontrant que les diastases sont « des substances jouissant de fonctions labiles qui leur confèrent de l'énergie cinétique. » « Les corps labiles renferment une grande quantité d'énergie et il est très possible, dit-il, que la radioactivité de l'uranium et du radium soit due précisément à la complexité de leur molécule et à la labilité de celle-ci. »

POTENTIALITÉ DE LA MATIÈRE COLLOÏDALE

Comme la radioactivité, la *zymoactivité* de l'être vivant constitue donc un mécanisme énergétique sous une forme spéciale, la forme albuminoïde, qui lui confère ses propriétés spécifiques. Mais ce mécanisme peut aussi bien se réaliser dans la matière inerte, lorsque la dissociation de l'équilibre moléculaire est poussée assez loin pour permettre le mode particulier de groupement qui caractérise l'étape colloïde. C'est ainsi que Bredig a pu démontrer l'existence du pouvoir diastasique dans les solutions de métaux colloïdaux, préparées par voie électrique ; et on sait quelle vogue ont acquis en médecine ces ferments métalliques, grâce aux récents travaux d'Albert Robin. D'une façon générale, on pourrait donc, dans un certain sens, envisager la zymoactivité comme la modalité colloïdale de la radioactivité qui, d'après Gustave le Bon, serait une propriété générale de la matière, présentée à des degrés divers par tous les corps.

L'énergie colloïde constitue l'une des bases fondamentales de la vitalité.

En ce qui concerne l'énergie colloïde proprement dite, on tend, de plus en plus, à lui attribuer un rôle prépondérant dans les réactions vitales ; et de plus en plus, d'ailleurs, on considère l'être vivant moins au point de vue statique qu'au point de vue dynamique. Déjà Graham, dans de mémorables recherches qui datent de 1862, avait été amené à considérer l'état colloïdal « comme la première source probable de la force, qui se montre dans les phénomènes de vitalité. » Confirmant ces vues, la physico-chimie moderne donne une compréhension de plus en plus nette de ces phénomènes, en les rattachant à des équilibres particuliers d'agrégats colloïdaux, source de multiples mouvements rythmiques.

(1) Maurice Arthus. *Thèse de la Faculté de Médecine de Paris*, 1896 : Nature des Enzymes.

(2) Pozzi-Escot. *Nature des diastases*. Paris, Librairie Rousset, 1903.

TRANSMISSION DE L'ÉNERGIE DIATSASIQUE

En résumé, le ferment soluble n'est qu'un accumulateur d'énergie, un vecteur d'effets catalytiques; et il doit son pouvoir à la complexité de sa molécule qui, en créant la forme colloïdale, détermine un état instable d'équilibre intra-atomique. Quant à sa spécificité d'action, elle s'expliquerait, d'après Fischer, par l'influence de sa configuration moléculaire, c'est-à-dire par la similitude de structure entre ses molécules et celles du corps qu'il est susceptible de modifier. La transmission d'énergie se ferait grâce à l'adhésion moléculaire et serait, par conséquent, fonction de surfaces de contact, facilitant plus ou moins certaines coïncidences.

Les médicaments doivent être vecteurs d'effets catalytiques.

Quoi qu'il en soit, *puisque la matière vivante se trouve dans un état labil, on peut supposer que la maladie résulte d'une diminution de cette labilité;* et, par conséquent, le principal objet de la thérapeutique doit être de relever l'énergie diastasique et de suppléer à sa déviation, en administrant des corps labils ou labilogènes, appropriés au processus à combattre.

Les diastases naturelles du corps ne peuvent guère être utilisées que dans des limites très restreintes et d'une façon très imparfaite, en raison des difficultés d'extraction. Les seules qui soient réellement accessibles sont celles qui sont préposées aux actes digestifs (amylase, pepsine, pancréatine, entéro-kinase); mais elles n'agissent que sur la première phase du métabolisme nutritif. Si elles préparent et modifient l'absorption, elles n'interviennent que d'une façon indirecte dans le cycle des phénomènes d'intégration et de désintégration intra-organiques.

Insuffisance des diastases naturelles.

On est donc obligé de recourir à des combinaisons moléculaires de corps plus diffusibles, plus mobilisables, représentant une forme constante d'état labil, et sélectionnant, pour ainsi dire, au maximum l'effet cinétique qui paraît utile à la guérison. De là dérive le choix de la meilleure forme médicamenteuse, qui doit se rapprocher le plus de la manière d'être du ferment.

Mais il faudrait aussi pouvoir mettre en œuvre le plus possible de modes ou degrés d'effets cinétiques, afin de répondre au plus grand nombre de contacts, d'adhésions moléculaires, de transmissions d'énergie. M'inspirant d'une comparaison du Professeur Fischer à propos de la constitution stéréo-chimique des diastases, je dirais volontiers que toute médication devrait, en plus de l'aptitude de forme, répondre au plus grand nombre de clefs pour ouvrir le plus grand nombre de portes. La thérapeutique rationnelle de l'avenir pourrait donc être une sorte de stéréo-pharmacie; c'est, en tous cas, cette tendance qui justifie les associations médicamenteuses et c'est en elle que réside le secret de leur puissance et de leur efficacité.

Avenir des considérations stéréo-chimiques en biologie.

PRINCIPES DE MÉDICATION HÉMATOSIQUE

Ces considérations de pharmacothérapie biologique nous ont paru le préambule le plus adéquat à l'étude de la médication hématosique qui vise l'une des fonctions les plus importantes de l'économie : la respiration cellulaire. De même que l'existence de l'animal est compromise par l'état d'asphyxie, de même *l'intégrité des tissus se trouve diminuée par l'état d'anoxhémie chronique*, résultant de l'insuffisance de la valeur globulaire. Aussi, tout un ensemble de mécanismes, parfaitement coordonnés, intervient-il pour maintenir la régulation de la fonction hématosique, qui est la base de la vitalité.

La régularisation de la respiration cellulaire s'impose pour le maintien de la résistance générale.

Que, pour une raison ou pour une autre, l'organisme tombe en hypo-hématose, et l'on ne tarde pas à voir survenir des troubles, d'ordre cachectique, dont la persistance compromet la résistance générale de l'individu. La pauvreté du sang, qui se traduit, aux yeux de tout le monde, par les pâles couleurs du visage et la décoloration des muqueuses, ne tarde pas à entraîner des processus latents de dégénérescence, qui exposent le malade aux pires complications : infectieuses ou toxiques.

La nécessité de la cure anti-anémique et l'importance de son réglage reposent donc sur des raisons majeures, d'ordre biologique, que nous esquisserons plus loin.

Nous en indiquerons les principes essentiels et montrerons l'intérêt d'une association synthétique, telle que le Globéol, réunissant, sous une forme colloïdale, les éléments les plus actifs au point de vue hématopoiétique. La régénération sanguine exige non-seulement l'apport médicamenteux qui comble le déficit plastique, mais encore la forme isodynamique qui permet de satisfaire aux suppléances diastasiques. Nous verrons que ces deux conditions sont harmoniquement satisfaites par l'enrobage d'un complexe colloïdal (ferro-manganique) dans un extrait protoplasmique de cellules du sang.

La régénération sanguine exige une opothérapie médicamenteuse, sélectionnée au point de vue cyto-énergétique.

Grâce à cette combinaison, le Globéol répond à une véritable opothérapie médicamenteuse qui a pour effet de réveiller et de régulariser l'activité hématopoiétique, tout en orientant dans le sens voulu la fixation spécifique des médicaments nécessaires. On ne le saurait mieux caractériser qu'en montrant qu'il représente une **médication cyto-énergétique**, parfaitement conforme à la régulation de la fonction hématosique et basée sur les principes qui doivent diriger toute tentative de thérapeutique néo-vitaliste.

A ce titre, il mérite d'être considéré par le médecin comme le *traitement de choix de l'anémie et de la chlorose*, quelles qu'en soient les formes ou modalités cliniques, dans tous les états qui en dépendent et à propos de toutes les conséquences qui en dérivent.

PREMIÈRE PARTIE

IMPORTANCE
DU
Perfectionnement hématosique

CHAPITRE Ier

CORRÉLATIONS
DE
l'Hématopoïèse et la Vitalité

« Comme toute énergie, disais-je dans mes *Recherches sur la Vie oscillante* (1), l'énergie vitale tend vers un maximum, et voilà pourquoi l'organisme tend vers l'état d'équilibre stable qui seul réalise ce maximum. Cette tendance est satisfaite par la constitution de mécanismes régulateurs, grâce à la différenciation de plus en plus complexe de ses diverses parties constituantes, entre lesquelles se répartit l'énergie totale. »

Je concluais, d'autre part, que « quel que soit le degré de différenciation des êtres, leur somme d'énergie est constante, et que ce qui les distingue, c'est la durée de la dépense de cette énergie »; de sorte que, ajoutais-je (page 324), « l'évolution n'élève pas le niveau d'énergie des êtres, mais en augmente le débit. L'énergie vitale semble osciller autour d'une moyenne constante, et ses formes ne diffèrent que par l'amplitude et la période de ces oscillations, correspondantes à celles du milieu cosmique auxquelles elle est étroitement liée. »

L'évolution n'élève pas le niveau d'énergie mais en augmente le débit.

La notion de vitalité, dont la compréhension est le plus souvent si imprécise, semble donc *essentiellement subordonnée à la vitesse des phénomènes vitaux qui caractérise les diverses modalités de formes vivantes et dont la suractivité progressive marque les étapes successives de l'évolution* Mais cette suractivité a des limites

(1) J. Noë. *Recherches sur la Vie oscillante*, *Essai de Biodynamique*, page 23. Paris, librairie Alcan, 1903.

qui résultent de l'usure provoquée. Les produits de cette dernière inhibent le fonctionnement et, tant que l'adaptation n'est pas complète, il se manifeste une régénération incessante qui rappelle le type primitif ou qui permet une nouvelle orientation.

Tout essor de vitalité implique un effort de rénovation.

Tout essor de vitalité implique, par conséquent, un effort de rénovation qui dénote l'importance de la fonction envisagée et qui concourt, tout au moins, au maintien des conditions utiles. Equilibre, fixité, constance ne sont donc que des états relatifs dont la nécessité s'impose pour la sauvegarde du bien acquis, et dont la permanence n'est possible que grâce à l'intervention de systèmes régulateurs, permettant le maximum d'adaptabilité.

La fonction hématosique constitue précisément l'un des rouages, dont l'intégrité paraît le plus nécessaire, car elle satisfait au besoin le plus urgent de l'organisme : le besoin d'oxygène, lequel est la source des combustions et, par suite, de la thermogénèse. Son perfectionnement, dont la valeur peut être appréciée par le degré de résistance ou de sensibilité à l'anoxhémie, me paraît fournir le plus sûr critérium de l'accroissement de vitalité.

La faim d'oxygène est la condition nécessaire de l'évolution.

« Si l'on prend en considération, dit C. Pawlinow (1), que certaines influences extérieures n'ont une action physiologique sur l'organisme que parce qu'elles l'obligent à fonctionner, il faut en conclure que cette action doit avoir pour base la faim d'oxygène des cellules, causée également par des influences extérieures. Nous savons qu'à chaque fonction de l'organisme correspond son substratum anatomique et que par l'excitation des fonctions ce substratum anatomique se différencie, se perfectionne progressivement. Il s'ensuit donc que *la faim d'oxygène*, comme stimulant du fonctionnement, ***est la condition nécessaire de la différenciation de l'organisme, de son évolution.*** »

BESOIN PROGRESSIF D'OXYGÉNATION

La suractivité des combustions entraîne la sensibilité à l'asphyxie.

Lorsque l'on envisage la hiérarchie des êtres ou des tissus, on constate que, plus ils sont élevés dans la série tant au point de vue du perfectionnement organique que de la noblesse fonctionnelle, plus l'oxygénation devient un besoin impérieux. C'est ainsi que la résistance à l'asphyxie est beaucoup moins grande pour les animaux à sang froid que pour les animaux à sang chaud, dont les combustions interstitielles sont beaucoup plus actives; et la même relation peut être constatée lorsque l'on compare des espèces voisines ou des états différents d'une même espèce. En étudiant, par exemple,

(1). C. Pawlinow. *La condition nécessaire de la vie et de l'évolution*, considérée comme condition de la maladie et du dépérissement sénile de l'organisme. Moscou. 1897.

la résistance des poissons à l'asphyxie dans l'air, j'ai pu (1) dresser une échelle de survie d'après le degré de mortalité : les plus vivaces étant les sédentaires, chez qui la respiration est le plus ralentie, les plus fragiles étant les migrateurs, chez qui les phénomènes chimiques sont le plus intenses.

Par suite de la sensibilité des centres nerveux.

En réalité, ainsi que l'a montré CHARLES RICHET (2), c'est surtout aux variations de résistance des centres nerveux qu'il faut rapporter les diversités de résistance à l'asphyxie; et, par conséquent, la privation d'oxygène est surtout nocive en ce qu'elle atteint la vitalité du tissu le plus évolué. On conçoit dès lors l'*importance qu'offre, au point de vue de l'équilibre biologique, l'intégrité de coordination de la fonction hématosique;* et cette importance ressort d'autant mieux que l'on considère les affinités de l'anémie et de l'asphyxie.

Ainsi que le fait judicieusement remarquer CHARLES RICHET (3), « les animaux qui gardent le plus longtemps leurs réflexes par l'anémie sont précisément les mêmes qui les gardent le plus longtemps par le fait de l'asphyxie, ce qui prouve bien que les deux processus sont essentiellement identiques quant à leur nature intime : résistance variable du tissu aux altérations chimiques dues aux combustions intra-organiques, et simultanément, sans doute, combustions intra-organiques d'activité différente. »

L'anémie tue par asphyxie.

Le même savant (4) s'exprime ainsi à propos de l'asphyxie, en commentant ses relations avec le processus anémique : « Les tissus, et l'être lui-même, qui est un composé de différents tissus meurent quand ils sont privés de sang aussi bien que quand ils sont privés d'oxygène, de sorte qu'il y a une *mort par anémie*, comme il y a une *mort par asphyxie*. Il est fort possible que le mécanisme soit dans les deux cas à peu près le même, et qu'un tissu, quand il meurt par défaut de sang oxygéné, meurt, en somme, de la même manière que quand il est privé de sang. Ainsi, *en fin de compte, c'est toujours la privation d'oxygène qui, dans l'anémie comme dans l'asphyxie, entraîne la mort de l'animal.* »

Quant au déterminisme de cette dernière, il équivaudrait dans les deux cas à une sorte d'intoxication. « Le sang, dit CHARLES RICHET (5), remédie à cet empoisonnement, non pas tant en enlevant la substance toxique qu'en mettant la cellule en présence d'une certaine quantité d'oxygène qui décompose le produit toxique formé, de

(1) J. NOÉ. *Société de Biologie*, 30 décembre 1893.

(2) CHARLES RICHET. Dictionnaire de Physiologie, tome I, 1895 : article *Asphyxie*.

(3) CHARLES RICHET. Dict. de Physiol., tome I, 1895 : article *Anémie*.

(4) CHARLES RICHET. *Loc. cit.*

(5) CHARLES RICHET. *Loc. cit.*, page 505.

sortcque le sang asphyxique n'a aucun effet réparateur, alors que le sang oxygéné est efficace.

« La vie consiste donc en une série de décompositions dont le premier terme est une substance toxique, qui est détruite par l'oxygène. Les produits de cette oxydation passent dans le sang et sont éliminés. De là, pour l'intégrité de l'organe, la nécessité d'un courant circulatoire qui apporte de l'oxygène et enlève les produits de dénutrition. »

L'hypo-hématose entraîne la déchéance vitale.

Ces intéressantes données physiologiques permettent de comprendre que si *l'équilibre hématosique est utile à l'évolution de l'espèce, en empêchant la régression et surtout en favorisant la régénération,* il est, d'autre part, non moins *indispensable à la conservation de l'individu, en conjurant les effets de l'auto-intoxication chronique qui pourraient résulter de la prépondérance de vie anaérobie.* Il est un minimum au-dessous duquel l'hématose ne peut tomber, sous peine d'entraîner une déchéance profonde contre laquelle il importe de lutter, en s'attaquant à la racine même du mal. Cette déchéance est d'autant plus pernicieuse que les états anémiques s'accompagnent d'un degré de consomption plus ou moins intense et que, précisément, la suractivité chimique des tissus est l'origine d'une surproduction de poisons, plus fatale encore qu'à l'état normal. Il y a là un cercle vicieux dont il importe de sortir au plus tôt, en instituant une thérapeutique (1) qui soit susceptible de rétablir les moyens de défense de l'organisme débilité. Mais il ne suffit pas de pallier aux accidents ou complications; il faut encore consolider la guérison, en ramenant l'hématose au taux qui convient au développement et à la sauvegarde de la vitalité.

DIFFÉRENCIATION DE LA FONCTION HÉMATOSIQUE

Nous avons fait allusion précédemment aux liens qui rattachent la vitalité à l'évolution du métabolisme intime de l'économie. Or, pour préciser ces relations, nous voudrions mettre en relief la *connexité qui existe entre l'accélération ou l'intensité des échanges chimiques intra-cellulaires et le perfectionnement de l'appareil régulateur de ces phénomènes.*

L'énergie vitale doit tendre vers le maximum d'oxygénation.

La vie consistant dans une mutation continuelle du substratum protoplasmique et l'oxygène étant le pivot de ces transformations continues, il est évident que l'énergie vitale doit tendre vers le maximum d'oxygénation, compatible avec l'existence de chaque être déterminé. Mais qui dit maximum suppose stabilité et, par suite, régulation. Aussi, à mesure que se manifeste d'une façon plus adéquate l'effort d'adaptation au milieu ambiant, voit-on se différencier un système spé-

(1) Nous verrons plus loin les avantages qu'offre, au point de vue de la cure anti-anémique, la médication représentée par le *Globéol*

cial, qui satisfait le mieux possible aux conditions d'oxydabilité.

Entre l'ambiance et l'être vivant il existe une sorte de tampon, un véritable intermédiaire qui est le milieu intérieur et que l'on peut considérer, à juste titre, comme le point de départ fondamental du sélectionnement. Le système nerveux, qui est l'agent supérieur d'équilibration, ne fait que régler l'harmonie de ses échanges avec les tissus, en présidant à sa répartition.

Chez l'animal le plus inférieur, ce milieu se trouve réduit à un simple plasma, jouant le rôle de soutènement pour la masse protoplasmique et permettant, par simple diffusion, la pénétration des matériaux rénovateurs. A un degré supérieur d'adaptation, il devient un *tissu liquide* (lymphe ou hémolymphe), renfermant des cellules nourricières : les globules blancs, et qui, bientôt, manifeste son adaptation spéciale à la fonction respiratoire, en s'endiguant de plus en plus dans des canaux vecteurs.

L'hématie constitue la forme supérieure d'adaptation du milieu intérieur.

Chez les vertébrés, l'adaptation est devenue complète : une partie du liquide nourricier s'est spécialisée de telle sorte qu'elle est devenue le sang, c'est-à-dire un tissu plasmatique, renfermant, à côté des globules blancs, des éléments respiratoires par excellence : les globules rouges ou hématies. *L'hématie* contient dans son stroma l'hémoglobine, substance parfaitement différenciée, qui a la propriété de fixer et de transporter l'oxygène atmosphérique, sans lequel nulle vie n'est possible ni durable. Elle constitue l'outil essentiel de l'hématose et représente la forme supérieure d'adaptation du milieu intérieur au maximum d'oxygénation.

Le sang représente la véritable richesse de l'économie.

Mieux que l'urine, le sang peut être considéré en quelque sorte comme le miroir de l'économie. Ses altérations reflètent la souffrance des tissus dans ce qu'ils ont de plus essentiel : l'intégrité du métabolisme chimique intra-cellulaire ; car c'est à lui principalement qu'incombe la défense de l'organisme, soit par l'action directe des hématies qui opèrent la combustion immédiate des produits de la nutrition, soit par l'intervention plus complexe des phagocytes qui complètent l'œuvre nutritive et épuratrice, en poussant jusqu'à ses extrêmes limites les phénomènes de digestion interne et en balayant les matériaux usés. Mais la sauvegarde la plus immédiate réside dans l'accumulation de ressources anti-asphyxiques : l'être vivant se nuit beaucoup plus en respirant moins qu'en digérant peu. L'auto-intoxication est plus fatale lorsqu'elle résulte de la prépondérance de vie anaérobie que lorsqu'elle provient de l'autophagie ou de l'insuffisance d'élimination.

La nécessité d'une fonction est indiquée par sa fréquence ; or, l'être vivant respire plus souvent qu'il ne mange et résiste mieux au jeûne qu'à l'asphyxie. Aussi, pour assurer le développement de son énergie, dispose-t-il d'une véritable banque : le sang qui permet de maintenir et de régulariser le taux du bilan nutritif, en répartissant dans les tissus *la plus précieuse des monnaies : le globule rouge*. En favorisant la rapidité et l'intensité des échanges hématosiques, on ne peut donc que contribuer à l'enrichissement de l'économie par la différenciation et la multiplication de ses forces vitales.

« Le sang, dit très justement J. Renaut (1), est donc un cas tout particulier du liquide de l'irrigation générale ; il représente le milieu nutritif adapté à une fonction exclusive : *c'est le milieu intérieur respiratoire proprement dit*. Les vaisseaux qui le renferment, et dans lesquels il se meut sous l'impulsion d'un cœur tout-à-fait différent des cœurs lymphatiques, forment un système absolument clos, enté sur celui des canaux collecteurs plus ou moins poreux de la lymphe et communiquant constamment avec ces derniers. Mais les fonctions respiratoires prennent un tel éclat chez les vertébrés, que le système sanguin, bien qu'en réalité simplement surajouté au lymphatique, semble acquérir une importance prépondérante. »

La différenciation respiratoire se conforme aux besoins croissants de suractivité vitale.

La différenciation respiratoire de l'hémolymphe est poussée jusqu'à un degré de perfection qui montre le soin jaloux avec lequel l'organisme tend à harmoniser les rouages de la respiration interstitielle avec les besoins croissants de suractivité vitale.

Tout d'abord, l'égale répartition du sang est assurée par la capillarisation du système circulatoire, par l'homogénéité d'assemblage des éléments cellulaires et par la constance relative de leur configuration et de leur constitution chimique.

L'hématie discoïde des animaux supérieurs n'est pas une cellule, puisqu'elle n'a pas de noyau ; elle résulte d'une fragmentation cellulaire qui se poursuit jusqu'au minimum de masse protoplasmique, afin de satisfaire au maximum d'accroissement des échanges respiratoires. « Le morcellement de la matière colorante rouge qui est l'instrument de ces échanges, dit J. Renaut (2), détermine alors naturellement l'augmentation, pour une même masse de substance active, de la surface suivant laquelle ils s'opèrent. Par cet artifice, le rayonnement d'oxygène dont sont capables les globules rouges est considérablement augmenté, et l'activité circulatoire n'a pas besoin d'être aussi considérable ni soutenue. » On voit donc, à mesure qu'augmentent les combustions, les globules devenir de plus en plus petits, afin de permettre leur saturation hémoglobinique et de rehausser leur charge en principe actif.

Les globules rouges deviennent de plus en plus petits.

Leur stroma se condense.

Pour favoriser les échanges osmotiques et, en particulier, la diffusion graduée de l'hémoglobine, sans nuire à leur valeur individuelle, ont voit aussi le stroma glo-

(1) J. Renaut. *Traité d'Histologie pratique*, Tome I, page 5.. ; 1893.
(2) J. Renaut. *Loc. cit.*, page 100.

bulaire subir une sorte de condensation et de densification périphérique. La couche limitante est telle qu'elle permet l'adhésion mutuelle des éléments, sans entraver leur élasticité; et, grâce à cette ductilité, toutes les déformations temporaires deviennent possibles.

Au point de vue de l'adaptation même de la forme aux besoins, si précis, de l'organisme, J. RENAUT (1) fait encore les intéressantes remarques que voici : « La forme sphérique, qui pour une même masse donne une surface d'échange minima, est peu favorable au rayonnement de l'oxygène à la périphérie de l'élément. Au contraire, *en s'étalant en disque et en excavant ses deux faces, le globule acquiert pour sa masse restée égale une surface extérieure maxima :* condition tout-à-fait favorable *aux fonctions extrêmement actives qui lui sont réservées.* Ce perfectionnement vient compléter celui qui résulte du morcellement de la masse globulaire en éléments très petits. »

et s'étale en disque, excavé sur ses deux faces.

La nécessité de satisfaire à la multiplicité de conditions auxquelles l'organisme se trouve sujet impose à la constitution globulaire, aussi bien morphologique que chimique, un certain ordre de diversité se traduisant par de notables différences dans la valeur fonctionnelle. C'est ainsi que, d'après Ch. BOHR (2), il n'existe non pas une oxyhémoglobine, mais plusieurs variétés d'oxyhémoglobine, pouvant probablement se transformer les unes en les autres sous de très légères influences et s'associer en proportions sans cesse variables. Nous verrons plus loin que cette facilité de substitution est susceptible de présenter certains avantages pour la régulation du mécanisme des échanges gazeux respiratoires entre le sang et les tissus.

Plusieurs variétés d'oxyhémoglobine.

De plus, *le pouvoir de charge et de rétention à l'égard de l'hémoglobine varie suivant le degré d'évolution du globule,* qui commande sa destination physiologique. C'est ainsi que le globule récent, qui est nucléé, cède plus facilement son hémoglobine que le globule ancien, lequel, en raison de sa longue adaptation, contient cette dernière à l'état de combinaison plus simple. « Au fur et à mesure donc que le globule nucléé s'adapte à sa fonction, il devient, dit RENAUT (3), de plus en plus un simple support protoplasmique de l'hémoglobine. La vie cellulaire devient en lui comme larvée; et il se rapproche des conditions du globule non cellulaire des mammifères en se réduisant, par l'effacement de son noyau, comme lui à la condition de *simple support protoplasmique de l'hémoglobine.* »

---

(1) J. RENAUT. *Loc. cit.*, page 116.

(2) Ch. BOHR. *Bull. de l'Académie royale danoise*, séance du 9 mai 1890, et Comptes rendus de l'*Académie des Sciences de Paris*, séance du 4 août 1890 : Sur les combinaisons de l'hémoglobine avec l'oxygène.

(3) J. RENAUT. *Loc. cit.*, page 110.

Le globule nucléé, récent, cède plus facilement son hémoglobine et respire mieux que lorsqu'il est ancien.

Cependant, l'effort réparateur de l'organisme, qui se traduit dans les états d'anémie par la régénération des hématies, a pour résultat d'augmenter leur intensité respiratoire. MORAWITZ (2) a démontré, en effet, que les érythrocytes sans noyau n'absorbaient de l'oxygène et n'éliminaient de l'acide carbonique qu'autant qu'ils étaient de formation récente. C'est ainsi qu'un sang riche en érythrocytes jeunes, maintenu à l'étuve en évitant toute communication avec l'air, consomme une quantité d'oxygène plus grande qu'un sang pauvre en érythrocytes. Le rajeunissement constitue donc un processus de défense de l'organisme, non-seulement par la suractivation phagocytaire, mais encore par l'amplification du pouvoir hématosique. Il semble préparer les éléments cellulaires à une organisation plus favorable à la labilité de leurs constituants essentiels.

De ces notions on peut déduire l'intérêt que présente la rénovation des éléments sanguins dans les états anémiques, s'accompagnant de déchéance générale. Nous verrons, plus loin, que par un phénomène naturel de compensation l'organisme tend de lui-même à provoquer une ébauche de régénération. On fait donc de la thérapeutique rationnelle lorsqu'on aide la nature dans le sens de sa propre réaction; mais il faut que cette thérapeutique soit appropriée à son but de la façon la plus complète. C'est à ce point de vue qu'au cours de cette monographie ressortiront les multiples avantages de la synergie médicamenteuse, représentée par le *Globéol*.

LABILITÉ DE L'OXYHÉMOGLOBINE

La fixation de l'oxygène sur l'hémoglobine ne correspond pas à une véritable combinaison,

Un fait qu'il importe de ne pas perdre de vue, c'est l'instabilité de la combinaison hémoglobinique, laquelle permet certaines suppléances et met en valeur l'importance de la potentialité oxydasique. On sait quelle affinité l'hémoglobine présente pour l'oxygène; et c'est même cette aptitude spéciale qui donne au globule sanguin sa caractéristique essentielle. Mais la fixation n'est pas poussée jusqu'au degré de combinaison véritable; il y a simple association, simple emmagasinement, simple condensation allotropique en une forme qui rappelle l'état d'ozone et offre l'avantage d'être éminemment dissociable.

Grâce à cette dissociabilité, le globule rouge peut remplir, pour ainsi dire, le rôle de navette entre l'oxygène atmosphérique et les tissus les plus intimes, d'autant plus facilement qu'au contact de ces derniers la tension de l'oxygène est considérablement plus faible que dans le sang artériel. Cette chute de pression suffit

(2) MORAWITZ. 27ᵉ *Congrès allemand de Méd. int.*, Wiesbaden, avril 1910.

à expliquer la rapidité de diffusion extra-globulaire de l'oxygène.

La labilité de la molécule oxyhémoglobinique est surtout en relation avec la nature de sa combinaison qui se rapproche, en quelque sorte, de la manière d'être des ferments. Des expériences de SCHŒNBEIN, ALMEN et HIS avaient, en effet, appris qu'en sa présence, un mélange d'essence de térébenthine ozonisée et de teinture de gaïac prend une coloration bleue; et dans ce cas on avait admis qu'elle se comporte comme un *ozonophore*, c'est-à-dire qu'elle transporte l'ozone de l'essence de térébenthine sur le gaïac. Mais KOWALEWSKY (1) a objecté à cette façon de voir qu'il s'agit, non d'ozone, mais d'un produit d'oxydation de l'essence de térébenthine; et, en effet, PFLUGER a démontré que l'oxyhémoglobine peut bleuir directement la teinture de gaïac, c'est-à-dire qu'elle est susceptible d'ozoniser l'oxygène et qu'en un mot elle mérite la qualification d'*ozonogène*.

mais à une sorte de condensation

« En chargeant le globule rouge d'oxygène actif et condensé, la nature, dit RENAUT (2), semble s'être posé le problème d'emmagasiner ce gaz dans son moindre volume et avec son maximum d'activité. »

D'après ces faits, on pouvait espérer que du sang agité avec de l'oxygène fortement ozonisé se chargerait d'une plus grande quantité d'oxygène et, par suite, que la respiration d'ozone pourrait permettre de remédier à la diminution de la capacité respiratoire. Or, il n'en est rien, ainsi que l'a prouvé PEYROU (3). « L'ozone, dit-il, est impuissante à suroxyder l'hémoglobine soit *in vitro*, soit dans l'organisme; ce corps ne peut donc rendre aucun service dans les cas de pauvreté respiratoire, comme je l'espérais d'abord. » La simple cure d'aération ne saurait non plus suffire pour lutter contre les altérations sanguines; il faut encore provoquer un mouvement de régénération globulaire et favoriser l'approvisionnement hémoglobinique, qui constitue la véritable richesse vitale.

qui permet l'accroissement de labilité protoplasmique.

Dans le choix des agents qui seront mis en œuvre, il ne faut pas oublier que ce qu'il faut surtout rechercher, c'est un accroissement de labilité, seul susceptible d'accroître le processus respiratoire; car, ainsi que le dit très bien OSCAR LŒW (4), « le protoplasma vivant est un édifice de structure instable, construit de matériaux eux-mêmes individuellement instables. » « La labilité du protoplasme, ajoute plus loin le même auteur, est une des conditions essentielles de son irritabilité. » « *L'activité vitale*, dit-il encore, *c'est le fait d'un mode particulier de mouvement des matières protéiques labiles* ».

---

(1) KOWALEWSKY. *Centralblatt f. d. med. Wissensch.* 1889.

(2) J. RENAUT. *Loc. cit.*, page 126.

(3) PEYROU. *Thèse de la Faculté de Médecine de Paris*, 26 novembre 1891.

(4) OSCAR LŒW. *L'énergie chimique primaire de la matière vivante*. Paris, librairie Rousset, 1904.

Donc, en tâchant de combler le déficit d'énergie cinétique par l'administration d'un complexe médicamenteux qui soit, en même temps, convoyeur d'oxygène et sensibilisateur, on réalisera les meilleures conditions pour soutenir la thermogénèse et augmenter l'énergie plasmique.

ÉVOLUTION DU PIGMENT RESPIRATOIRE

Lorsque l'on entre dans le détail du fonctionnement vital, rien ne paraît plus nécessaire que la régulation de tous les processus qui concourent à la fonction hématosique. Pour s'en convaincre, il suffit d'envisager quelques phénomènes généraux relatifs à l'hémopoïèse proprement dite.

Hémocyanine.

Nombreux sont, dans la série animale, les pigments qui sont plus ou moins adaptés à la fonction respiratoire. Mais toujours on peut constater un certain rapport entre la valeur d'absorption pour l'oxygène et celle des échanges. C'est ainsi que, chez tout un groupe d'Invertébrés à respiration aquatique (Mollusques et Arthropodes) qui en raison de leur habitat, pauvre en oxygène, ont des échanges respiratoires peu actifs, on rencontre un pigment peu énergique : l'hémocyanine, qui se distingue de l'hémoglobine en ce que sa dominante minérale est le cuivre, au lieu du fer, et en ce que son pouvoir absorbant pour l'oxygène est environ quatre fois moins élevé.

L'hémoglobine apparaît, lorsque l'animal a besoin de fixer puissamment l'oxygène, soit parce que les combustions intra-organiques sont plus énergiques, soit parce que le milieu ambiant fournit l'élément respiratoire en quantité insuffisante. L'hémopoïèse représente donc un processus de compensation : elle intervient comme mécanisme d'adaptation à des conditions défavorables.

Diffusion plasmatique de l'hémoglobine chez les Invertébrés.

Néanmoins chez les Invertébrés, dont l'activité organique demeure toujours plus faible que chez des êtres plus évolués, l'hémoglobine ne se rencontre que dissoute dans l'hémolymphe. Elle n'existe qu'à l'état de diffusion plasmatique, et non sous forme de charge cellulaire, comme chez les Vertébrés. De plus, il semble qu'elle n'est point saturée d'oxygène, ainsi qu'il résulte des recherches de Regnard et Blanchard (1) sur un crustacé branchiopode : l'*Apus*. On voit, en effet, chez cet animal, le sang se colorer plus vivement et devenir presque rutilant, si, au sortir du corps, on l'agite au contact de l'air.

Chez les vertébrés, la richesse globulaire en hémoglobine donne la mesure de l'activité des combustions.

Chez les Vertébrés, la richesse du sang en hémoglobine donne la mesure directe de sa valeur au point de vue de la capacité respiratoire; et il est possible même que suivant l'activité des combustions l'hémoglobine présente un pouvoir absorbant variable. Ce qui semble

(1) Paul Regnard et Raphaël Blanchard. *Société de Biologie*, 1884.

l'indiquer, ce sont des recherches de LAMBLING (1), montrant la variation du quotient des rapports d'absorption au fur et à mesure que l'on descend dans la série animale.

En tous cas, de récentes recherches de JEAN GAUTRELET (2) permettent de se rendre parfaitement compte que l'ordre dans lequel se succèdent les animaux groupés dans l'ordre croissant de leur capacité de combustions est le même que celui de leur alcalinité sanguine (3) et de leur richesse en pigment respiratoire (4). Le même ordre de parallélisme se constate si l'on fait varier les diverses conditions physiologiques ou pathologiques de l'individu (habitat, taille, âge, alimentation, sommeil, hibernation, grossesse, fièvre, maladies du sang).

En terminant son remarquable travail, cet auteur se demande s'il faut voir dans l'influence de l'alcalinité le mécanisme de l'immunité ou, tout au moins, de la résistance à l'infection. Le rapport qui a été noté dans ce sens ne semble dû ni à l'augmentation du pouvoir bactéride du sang, ni à l'apparition de la leucocytose. GAUTRELET l'attribue plutôt à l'action de l'alcalinité du milieu intérieur sur les oxydations. Mais il est probable que beaucoup d'autres facteurs interviennent, tels que l'équilibre chloruré de l'organisme, le plus ou moins d'activité du foie, l'intervention plus ou moins prépondérante de telle ou telle sécrétion interne, la régulation nerveuse et vaso-motrice, etc.

La régulation hématosique constitue un des principaux facteurs de résistance.

Quoi qu'il en soit, l'un des facteurs qui joue le plus grand rôle est certainement la régulation hématosique, puisqu'on voit, parallèlement au ralentissement des échanges, le sang s'appauvrir en pigment respiratoire. Mais le métabolisme vital, auquel le milieu intérieur doit satisfaire, réside surtout dans l'intimité des tissus qui sont le véritable siège des oxydations. Tout revient donc, en fin de compte, à favoriser le mécanisme, plus général, de la régulation oxydasique. C'est à ce but que tend le GLOBÉOL; et à ce titre, il peut être considéré comme un facteur de résistance, un agent d'immunisation, un préventif de toutes complications, surtout lorsqu'on l'utilise au moment des convalescences.

---

(1) LAMBLING. *Revue biologique du nord de la France*, février 1889.

(2) JEAN GAUTRELET. *Archives de Zoologie expérimentale*, 1903 : Les pigments respiratoires et leurs rapports avec l'alcalinité apparente du milieu extérieur.

(3) DROUIN (*Thèse de la Faculté de Médecine de Paris*, 1892 : Hémo-alcalimétrie. Hémo-acidimétrie) avait déjà fait une remarque analogue en comparant les chiffres croissants de l'alcalinité du sérum sanguin et l'ordre parallèle des affinités zoologiques, comme si l'alcalinité du milieu favorisait l'intensité des oxydations organiques.

(4) QUINQUAUD (*Académie des Sciences*, 1873) avait également signalé les variations progressives de l'hémoglobine suivant les degrés de l'échelle animale.

CHAPITRE II

EXISTENCE
D'UN
Luxe d'Hémoglobine

Le titre hémoglobinique marche de pair avec le nombre des hématies.

Nous venons de voir qu'il existe une corrélation manifeste entre l'évolution de l'hémopoïèse et celle de la vitalité et, en particulier, que la richesse globulaire en hémoglobine donne la mesure générale de l'activité respiratoire et, par suite, de l'intensité des phénomènes de nutrition. Or, le titre hémoglobinique du sang marche généralement de pair avec le nombre des globules rouges. Ce parallélisme a été, depuis longtemps, vérifié par de nombreux auteurs tels que Welker (1), Worm-Muller (2), Malassez (3), Otto (4), Hayem (5). En d'autres termes, le quotient ($\frac{R}{N} = G$) de la teneur en hémoglobine par le nombre des hématies, lequel rapport exprime la richesse moyenne de l'hématie en hémoglobine, demeure, à l'état normal, sensiblement constant.

IMPORTANCE DE LA VALEUR GLOBULAIRE

La valeur globulaire diminue surtout dans la chlorose.

La détermination de cette valeur individuelle du globule est des plus importantes au point de vue de la marche des processus morbides de déglobulisation et des phénomènes réactionnels de reglobulisation. C'est ainsi qu'en se basant simplement sur elle on a pu établir une distinction suffisante entre le type chlorose et le type anémie. Dans l'anémie, l'hémoglobine et le nombre des hématies diminuent dans des proportions analogues, de sorte que la valeur globulaire demeure sensiblement normale. Au contraire, dans la chlorose, le nombre des globules ne varie sensiblement pas, tandis que l'hémoglobine diminue beaucoup, en sorte que la valeur globulaire tombe au-dessous de la normale. De plus, les globules subissent des malformations.

---

(1) Welker. *Vierteljahrsschr. f. prakt. Heilkunde*, 1854.

(2) Worm-Muller. *Maly's Jahresb.*, 1851.

(3) Malassez. *Archives de Physiologie*, 2e série, tome IV.

(4) Otto. *Pflüger's Arch.*, tome 36 et *Maly's Jahresb.*, tome XV, 1885.

(5) Hayem. *Le Sang*, Paris, 1889.

Entre ces deux types, nettement caractérisés, il existe tous les intermédiaires, que l'on peut classer sous le terme de chloro-anémie.

Donc, les processus de déglobulisation peuvent répondre aux degrés les plus divers; mais, d'une façon générale, on peut admettre que dans la chlorose, il y a simple déviation de l'équilibre hématosique, tandis que dans l'anémie, il y a insuffisance ou méiopragie du système hématopoïétique. La première marque surtout une irrégularité d'adaptation évolutive, la seconde dénote une infériorité de conservation, un ralentissement de la sanguification. Dans les deux cas, on assiste à des phénomènes de régression qui se traduisent par la réapparition du processus de rénovation sanguine embryonnaire. On voit, en effet, concurremment à de l'anhémoblastie, apparaître dans le sang des érythrocytes ou globules à noyau et des globules géants. D'une manière générale, dans toutes les conditions où l'oxygénation du sang est imparfaite, on voit aussi, comme l'a démontré Piperno en 1907, augmenter la résistance globulaire; et l'état pathologique se trouve signifié surtout pour la coïncidence de cette augmentation avec celle de la valeur hémoglobinique.

L'hypo-hématose implique un défaut de perfectionnement évolutif ou fonctionnel.

Etant donné que la *différenciation progressive de l'hématie tend, par la réduction de ses dimensions et la suppression de son noyau, à multiplier la surface globulaire*, on comprend que les diverses formes d'hypohématose impliquent un défaut de perfectionnement évolutif ou fonctionnel. Il y a donc intérêt à rétablir la régulation hématosique, en instituant une médication qui puisse rationnellement combler le déficit oxydasique et accélérer le processus hématopoïétique.

Pour réaliser ce perfectionnement, il importe de se rappeler qu'il faut, avant tout, viser la réparation de l'hémoglobine, puisque c'est sa diminution qui traduit tout d'abord l'hypohématose et qui avertit du danger de souffrance tissulaire. Si on considère, en effet, ce qui se passe dans la saignée, on voit, ainsi que J. Otto (1) l'a observé, que la teneur en hémoglobine diminue beaucoup plus rapidement que le nombre des globules. On pourrait songer à enrayer tout d'abord la destruction globulaire; mais cette thérapeutique, antiglobulicide, ne serait guère susceptible de modifier le déséquilibre de charge globulaire. On fait œuvre plus utile en tâchant d'enrichir l'organisme de matériaux propices à la genèse de l'hémoglobine, à l'entretien de ses réserves, à l'amélioration de ses échanges et, au besoin, à la création de suppléances énergétiques.

---

(1) J. Otto. *Pflüger's Archiv*, 1885.

POUVOIR DE SATURATION HÉMATOSIQUE

Définition de la capacité respiratoire du sang.

Le perfectionnement de l'hématopoïèse ne saurait être poussé assez loin, car, dans le sang, le pouvoir absorbant de l'hémoglobine pour l'oxygène n'est jamais utilisé d'une façon complète. Le maximum d'oxygène dont le sang soit susceptible de se saturer, lorsqu'on l'agite vivement dans une atmosphère de ce gaz ou au contact de l'air, peut être évalué en moyenne à 25 %. C'est ce maximum que, depuis Paul Bert, on désigne sous le terme de *capacité respiratoire du sang;* et on dit, dès lors, qu'elle est de 25. Or, la valeur respiratoire réelle du milieu sanguin n'est, à l'état normal, que de 16 à 18, c'est-à-dire que le sang artériel n'est jamais saturé d'oxygène et qu'il n'en contient que 16 à 18 %.

L'animal n'utilise pas toute l'hémoglobine dont il dispose.

L'animal fabrique donc plus d'hémoglobine qu'il n'en utilise; et la quantité non utilisée, celle qui reste par conséquent disponible pour une saturation plus complète, peut être estimée soit par la différence (O-O') entre la capacité respiratoire (25) et la teneur en oxygène du sang artériel (16 à 18), soit par leur rapport ($\frac{O'}{O}$) que G. Biarnès (1) a désigné sous le nom de *coefficient de saturation du sang* et qui est, normalement, de $\frac{17}{25} = 0,68$. *La défense bio-chimique de l'économie se trouve donc sauvegardée par l'existence d'un luxe d'hémoglobine; cet excès peut constituer une précieuse réserve, prête à satisfaire aux besoins des tissus.*

Il y a donc luxe d'hémoglobine.

A notre avis, d'ailleurs, le pouvoir qu'a l'organisme d'accumuler des réserves pourrait servir de témoin commode pour préciser le sens de la résistance générale ou, tout au moins, pour en apprécier les variations; il nous paraît représenter l'un des meilleurs indices de la constitution ou du degré de développement des mécanismes régulateurs. Il est évident que l'organisme dispose de multiples moyens de défense; mais leur appréciation est plus inaccessible, surtout lorsqu'elle a pour but la détermination de la potentialité.

Dans nos *Recherches sur la Vie oscillante* (2), nous avions déjà insisté, après le Professeur Richet (3), sur *l'intérêt que présente, d'une façon générale, l'estimation du degré de luxe fonctionnel.* Nous nous étions surtout appliqué à l'étude du taux de la dénutrition au début du jeûne, dans le but d'apprécier les relations entre l'intensité des processus d'assimilation et la faculté qu'a l'organisme d'accumuler des réserves combustibles. Or, les mêmes remarques doivent s'appliquer à l'équilibre hématosique, puisque les intéressantes recherches

---

(1) G. Biarnès. *Recherches expérimentales sur les rapports entre la valeur respiratoire du sang et la température animale.* Toulouse, 1893.

(2) J. Noé. *Loc. cit.*

(3) Charles Richet. *Revue scientifique*, 25 mai 1889.

de Biarnès démontrent qu'un *surplus de comburant est nécessaire à l'organisme pour ses combustions.* On peut donc penser que *l'activité respiratoire des tissus est fonction de l'excédent d'hémoglobine;* et, par conséquent, la thérapeutique rationnelle de l'hypo-hématose doit pourvoir non-seulement à l'indispensable, mais encore au supplément. Peut-on arriver à ce résultat, et par quel mécanisme? C'est ce que nous allons examiner maintenant, en nous fondant sur les recherches de G. Biarnès, ci-dessus mentionnées.

Nécessité des réserves globulaires pour l'entretien des combustions.

Ce savant a pu démontrer, en faisant intervenir l'oxyde de carbone comme modificateur de la fonction hémoglobinique, d'une part que cet agent est un hypothermisant et, d'autre part, qu'il est susceptible de réduire progressivement la capacité respiratoire. Or, l'hypothermie ne survient que lorsque cette dernière est tombée de 26 à 16 ou 18, c'est-à-dire à une valeur correspondant précisément à celle de l'oxygène circulant normalement dans le sang artériel. « La teneur normale en oxygène dans le sang artériel constitue, dit Biarnès (1), pour l'abaissement de la capacité respiratoire, un véritable point critique, au-delà duquel se manifestent les troubles apportés à la nutrition générale de l'animal. »

Point critique de nocuité par hypo-hématose.

Que deviennent dans ces conditions les défenses biochimiques? La réserve d'hémoglobine qui existe à l'état normal persiste-t-elle, ou bien s'ensuit-il une meilleure utilisation du pouvoir absorbant de l'hémoglobine? En un mot, l'animal peut-il, par une régulation appropriée, modifier suivant ses besoins la différence qui existe normalement entre l'oxygène du sang artériel et celle du sang saturé? Biarnès a prouvé que lorsque la quantité d'hémoglobine propre à l'hématose vient à diminuer sous une influence quelconque, l'organisme utilise davantage le pouvoir absorbant de celle qui reste. « Il paraît donc exister, conclut-il, un *véritable mécanisme régulateur de l'apport de l'oxygène par le sang aux tissus,* à l'aide duquel l'animal dont la capacité respiratoire est réduite maintient constant, autant que possible, par une meilleure absorption de l'hémoglobine restante, le taux normal de l'oxygène de son sang artériel. »

L'organisme compense la diminution de l'hémoglobine, en mieux utilisant le pouvoir absorbant de celle qui reste.

Parmi les rouages de ce mécanisme, nous pensons qu'on peut peut-être faire intervenir le fait de la substitution possible de diverses variétés d'hémoglobine, à l'aide duquel Ch. Bohr (2) a ingénieusement expliqué la manière dont l'organisme peut régler la tension de l'oxygène dans le sang et faire face aux besoins à chaque instant variables des tissus. D'après ce savant, lorsque la provision d'oxygène tend à diminuer, sa tension pourrait se maintenir constante, grâce

(1) G. Biarnès. *Loc. cit.*
(2) Ch. Bohr. *Loc. cit.*

à la transformation de tout ou partie de l'hémoglobine actuelle en une variété nouvelle, à courbe de dissociation différente.

L'état pathologique peut susciter la mise en jeu de beaucoup d'autres mécanismes compensateurs, ayant pour point de départ d'autres systèmes que le cycle hématosique. C'est ainsi que, chez les anémiques notamment, on peut observer l'accélération de la respiration et du cœur. Mais ces phénomènes d'accommodation, qui sont pour ainsi dire extrinsèques à la réaction fondamentale, sont passibles de nombreux inconvénients, dont le principal est d'imposer une trop lourde tâche à des organes mal irrigués et déjà tarés. C'est peut-être ce défaut d'accommodation qui explique les dangers de la consomption pour les individus à terrain tuberculisable. En effet, si le ralentissement de la nutrition nuit à la vitalité en restreignant l'hématose, par contre l'accélération de cette dernière qui entraîne l'exagération des échanges peut devenir pernicieuse lorsque l'apport de matériaux réparateurs ne suffit pas à compenser les pertes. Le déséquilibre du métabolisme nutritif, qui dérive, d'ailleurs, du défaut de régulation nerveuse, provoque fatalement la faillite de la résistance organique.

INTERPRÉTATION DE LA CURE MARTIALE

Quoi qu'il en soit, ces notions peuvent et doivent servir à la saine thérapeutique qui doit toujours être la préoccupation principale du médecin. Elles ont permis, par exemple, à G. Biarnès (1) d'expliquer l'effet salutaire des inhalations d'air suroxygéné. Des recherches de Paul Bert sur la *pression barométrique* on avait, en effet, pu conclure que ces inhalations n'augmentent pas la richesse en oxygène du sang artériel. Mais Biarnès a fait justement remarquer que ce savant n'opérait que sur des animaux normaux. Il n'en est pas de même si l'on envisage des animaux dont la capacité respiratoire a été réduite. « L'inspiration d'oxygène, dit Biarnès, n'augmente l'oxygène du sang que dans le cas de déficit d'hémoglobine, et précisément par suite de cet appauvrissement du sang. » Or, l'*inhalation suroxygénée* agit en permettant à l'animal d'utiliser plus complètement le pouvoir absorbant de son hémoglobine restante; mais, pour donner de bons résultats, il faut qu'elle soit continue et maintenue jusqu'à ce que le sang ait récupéré suffisamment d'hémoglobine pour assurer sa teneur normale en oxygène.

Comme l'inhalation suroxygénée,

Le même mécanisme doit sans doute être invoqué pour l'interprétation de l'action bienfaisante de la cure martiale. Depuis longtemps, en effet, on sait par les recher-

(1) G. Biarnès. *Loc. cit.*

ches de QUINQUAUD (1) que, concurremment à la diminution de l'hémoglobine, les états anémiques et chlorotiques se distinguent par une dépréciation, aussi forte que persistante, du pouvoir respiratoire du sang. Or, PEYROU (2) a démontré que la médication ferrugineuse amène une augmentation rapide et énorme de la capacité respiratoire du sang, ce qui l'a conduit particulièrement à en conseiller l'emploi pour le traitement de l'anémie saturnine. Ce même auteur a constaté, aussi bien chez les plantes que chez les animaux, que, d'une façon générale, toutes les causes qui tendent à affaiblir l'organisme diminuent l'activité d'absorption de l'oxygène par les éléments et que cette diminution se traduit généralement, chez l'animal, par l'abaissement du coefficient respiratoire. Il y a donc un parallélisme entre ce dernier et la vitalité, non seulement à l'état pathologique, mais encore à l'état normal, puisque le coefficient respiratoire est d'autant plus élevé que l'individu est plus jeune.

La médication ferrugineuse qui augmente la capacité respiratoire du sang peut sans doute permettre une meilleure utilisation de l'hémoglobine.

Le raisonnement inverse ne peut donc qu'être logique; et on doit admettre que *toute médication, susceptible d'augmenter la capacité respiratoire, relève du même coup la vitalité.* C'est le cas de la médication martiale et nous pensons que, mieux que toute autre, elle peut, dans les cas de déchéance anémique, provoquer une meilleure utilisation du pouvoir absorbant de l'hémoglobine qui reste, soit en favorisant sa saturation oxygénée, soit en modifiant sa courbe de dissociation. Le GLOBÉOL est le meilleur succédané de la médication ferrugineuse, parce qu'il en complète les effets par ceux du manganèse qui relèvent l'activité oxydasique, et par ceux de l'hémoplase qui excitent opothérapiquement le développement régulier de l'hématopoïèse.

Les processus de régulation hématosique intéressent l'oxydo-réduction tissulaire.

Les processus de régulation hématosique portent, en effet, non seulement sur la valeur hémoglobinique du sang, mais encore sur l'activité de réduction des tissus; et il est même probable que pour faire face à leurs besoins, en cas de diminution trop importante du circuit d'oxygène qui doit les baigner, les tissus doivent renforcer leur énergie plasmique, en accélérant et fortifiant leur puissance oxydasique. En effet, FINKLER (3) a constaté que, dans l'anémie, le sang est réduit par les tissus plus profondément qu'à l'état normal et devient plus noir et plus pauvre en oxygène. Or, les récentes expériences d'ABELOUS et ALOY (4) ont démontré que, dans l'organisme animal tout au moins, c'est le même

(1) QUINQUAUD. *Chimie pathologique. Recherches d'hématologie clinique.* Paris, 1880.

(2) PEYROU. Thèse de la Faculté de Médecine de Paris, 1891 : *Étude des variations de la capacité respiratoire du sang.*

(3) FINKLER. *Pflüger's Archiv*, 1875.

(4) J.-E. ABELOUS et ALOY. *Société de Biologie* et *Académie des Sciences de Paris*, 1893.

ferment qui accomplit les actes d'oxydation et de réduction. Il est donc légitime d'admettre que, par un phénomène de suppléance fonctionnelle, tout processus déglobulisant peut comporter une *suractivité du ferment oxydo-réducteur*, mais que, si la déchéance anémique devient trop persistante, elle entraîne fatalement une infériorité de l'oxydo-réduction, à laquelle on doit suppléer artificiellement par une thérapeutique excitatrice des oxydations interstitielles.

Hénocque (1) a constaté, en effet, que la chlorose et l'anémie sont essentiellement caractérisées par un affaiblissement de l'énergie des échanges, appréciable par l'abaissement de la quantité d'hémoglobine et par la diminution de son activité de réduction. Ce n'est donc pas faire œuvre inutile que de donner une sorte de coup à l'économie ; mais faut-il encore que la médication utilisée soit susceptible d'imprimer à la vie aérobie le maximum de puissance, tout en maintenant la régularité de concordance entre les besoins et les dépenses énergétiques.

(1) Albert Hénocque. *Société de Biologie*, 26 novembre 1887.

CHAPITRE III

ÉNERGIE
DE
Réparation sanguine

Ce qui paraît bien établi aujourd'hui, dit fort justement LAMBLING (1), c'est que « l'état de dépérissement de l'organisme dans les maladies du sang ne peut plus s'expliquer par cette simple affirmation que les tissus ne trouvent dans le sang qu'une quantité insuffisante d'oxygène. En fait, on constate qu'ils parviennent à emprunter au liquide nourricier autant d'oxygène qu'à l'état normal.

« *L'explication du dépérissement de l'organisme* doit donc être cherchée plus loin. Elle réside, dit C. VON NOORDEN (1), dans les tissus mêmes qui, obligés d'extraire leur oxygène d'un sang pauvre, ne parviennent à s'alimenter suffisamment qu'au prix d'un « effort », nuisible à la longue. On se représente mal en quoi consiste cet effort. Pourtant on conçoit que, si, malgré le trop faible écart qui existe chez l'anémique entre la tension de l'oxygène dans le sang et les tissus, ceux-ci parviennent néanmoins à s'oxygéner suffisamment, l'afflux d'oxygène du sang vers les tissus se fasse suivant un régime normal, d'où résulte une altération du chimisme des cellules. C'est cette altération qui est devenue le point central de la question.

L'organisme ne dépérit qu'en raison de l'effort auquel il est astreint.

« Il faut bien reconnaître que cette conception est moins claire que celle de nos prédécesseurs, qui expliquaient tout par l'apport insuffisant d'oxygène. Mais cette explication n'est plus aujourd'hui soutenable, et l'on voit finalement que c'est moins du côté des échanges respiratoires des anémiques que du côté de leurs mutations de matières qu'il convient de diriger actuellement les recherches. »

EFFORT DE RÉPARATION PLASTIQUE

Ce n'est pas tout que de relever la vitalité en régularisant l'équilibre hématosique, en accumulant des réserves pour la fonction martiale et en excitant la respiration

(1) LAMBLING. Encyclopédie chimique de Fremy, 3e partie de la *Chimie des liquides et des tissus de l'organisme.* Paris, 1895.

(2) C. VON NOORDEN. *Pathologie der Stoffwechsels.* Berlin, 1893.

cellulaire. Il faut encore *compléter l'intervention biothérapique en orientant l'effort réparateur de telle sorte que les conditions de résistance spécifique du tissu sanguin se trouvent renforcées.*

« Le fait de déranger l'organisme de son état d'équilibre normal, disais-je dans mes *Recherches sur la Vie oscillante* (1), équivaut pour lui à une perte qu'il doit réparer en vertu même de sa tendance à l'équilibre. Il se manifeste donc une réaction qui souvent dépasse le but, suivant certaines conditions particulières et dans des proportions variables dont le déterminisme doit être recherché dans chaque cas. Ce sont des phénomènes de cet ordre que l'on peut grouper sous le terme de **réparation compensatrice** » Je montrais, entr'autres, que « la connaissance de l'effort qui se développe pendant la réparation compensatrice paraît devoir donner des idées plus justes de la vitalité que la notion même de leur résistance, généralement invoquée » et que « l'énergie évolutive paraît surtout fonction d'une certaine qualité plastique de la substance vivante, tandis que l'énergie nutritive ne tend à se dépenser qu'en vue de la conservation et du perfectionnement des formes qui s'orientent et qui se déterminent. »

La réparation compensatrice représente une loi de biologie générale.

La réparation plastique du sang, qui répond à une sorte de rajeunissement et comporte une suractivation de la vitalité, s'observe au cours de tous les processus de déglobulisation, normaux ou pathologiques. Elle s'observe aussi bien après la saignée qu'au cours des états anémiques et elle se traduit par une crise hématoblastique, la mise en circulation d'hématies nucléés et de myélocytes, l'apparition de globules géants, l'augmentation de la résistance globulaire, etc... Ces productions réactionnelles prouvent que l'*organisme lutte contre l'appauvrissement du sang en éléments figurés* et qu'il tend toujours à compenser le déficit hématosique, en faisant appel à l'activité du système hématopoïétique et, en particulier, à celle du tissu myeloïde.

L'organisme tend à compenser le déficit hématosique, en réveillant son activité cytopoïétique.

Ce sont d'ailleurs des conditions indéterminées de vitalité qui subordonnent la qualité et l'intensité de l'effort réparateur, car, d'après les récentes études de Carnot, les hématopoïétines que l'on trouve dans le sérum après la saignée ne constituent qu'une variété spéciale des cytopoïétines que l'on peut constater après les ablations d'organes. Mais *la régénération n'est pas toujours adéquate à son but ou est souvent insuffisante* : elle est alors hypotypique et aboutit à une hétéromorphose, liée à la reviviscence de tissus ancestraux. C'est ainsi que l'érythrocytose, la mégalocytose et la poïkilocytose, envisagées dans leur propre rôle physiologique, ne représentent que des manifestations regressives. Elles prouvent bien que l'organisme se défend, mais elles

Mais la régénération est hypotypique ou hétéromorphique.

(1) J. Noé. *Recherches sur la Vie oscillante*, chapitre II, page 190 : *La Réparation compensatrice en Biologie.*

indiquent qu'il doit encore se défendre davantage. Dans d'autres cas plus graves (formes aplastiques de l'anémie) on n'observe pas de signes de réparation sanguine, tandis que, dans des formes intermédiaires, on n'assiste qu'à une réaction des organes hématopoiétiques.

Quelle que soit la forme en présence de laquelle on se trouve, il importe de contribuer à la régulation hématique, non seulement en augmentant la capacité d'hématose mais encore en accélérant l'énergie hématopoiétique. On pourra réaliser ce dernier but en joignant aux effets de la cure martiale ceux de l'opothérapie sanguine ; et les avantages de cette synergie médicamenteuse, à laquelle répond le *Globéol*, seront de provoquer une sorte d'effort symbiotique, bien coordonné et utile pour le soutien de la résistance. L'insuffisance hématopoiétique pourra être ainsi vaincue; et, si la médication est maintenue suffisamment longtemps, c'est-à-dire jusqu'à fin de la crise de puberté ou de convalescence, on pourra sans doute contribuer au retour de l'équilibre évolutif.

NÉCESSITÉ D'UNE MÉDICATION DYNAMIQUE

La réfection de la masse globulaire ne dépend pas uniquement de l'apport globulaire.

Ce qui est vrai de la suralimentation s'applique également à la sanguification, car, suivant l'expression pittoresque de BORDEU, le sang n'est autre chose que de la *chair coulante*. Or, lorsque l'on considère l'engraissement azoté d'après les lumières de la biologie générale, ainsi que le fait LAMBLING (1) après VON NOORDEN, on est amené à conclure qu'il est essentiellement l'expression de ce qu'on peut appeler *l'énergie de développement* des cellules. Il est fonction de l'activité cellulaire bien plus que de l'alimentation. . . . .

. . . .

« Ce serait, dit C. VON NOORDEN, *une erreur fondamentale que de voir la cause première de la régénération des tissus d'un convalescent dans l'alimentation meilleure que reçoit le sujet. Cette réfection n'est que l'expression de la puissance de multiplication et de régénération des cellules.*

. . . .

« Il y aurait un grand intérêt à étudier de la sorte le bilan nutritif des convalescents, car, bien que la cause première de la régénération réside dans l'énergie spécifique des cellules, la nature de l'alimentation n'en conserve pas moins son importance. »

L'application de ces données à la régénération sanguine montre que la réfection de la masse globulaire ne dépend pas uniquement de l'apport alimentaire soit sous forme de suralimentation, soit à l'état de régime carné ou d'extrait de viande, soit sous forme de principes médicamenteux. Sans doute, il importe de fournir à l'organisme les matériaux sélectionnés qui peuvent permettre

(1) LAMBLING, *Loc cit.*, 3e partie, 1897.

la reconstitution et l'enrichissement protoplasmiques; mais il ne suffit pas d'intervenir statiquement, *il faut encore agir dynamiquement sur l'énergie spécifique des éléments cellulaires.*

Ainsi que l'a dit le Professeur Robin (1), «tant qu'a duré l'organicisme, on a pu faire d'immenses progrès en anatomo-pathologie et en nosologie, mais ceci a eu l'inconvénient d'amener à l'identification des lésions avec la maladie et à perdre de vue les sydromes fonctionnels. Pour beaucoup de médecins, la maladie c'est la lésion; la symptomatologie, c'est l'expression, c'est l'extériorisation de la lésion. Eh bien, non, la lésion n'est pas la maladie, la lésion est une étape et un effet de la maladie, elle est souvent un résidu, un *caput mortuum* contre lequel la thérapeutique est bien souvent, sinon toujours, impuissante....... C'est la maladie de la fonction qui crée la lésion de l'organe. «

C'est l'imperfection de l'équilibre hématosique qui crée les syndromes anémiques.

Donc, la thérapeutique doit viser la régulation dynamique du cycle hématopoïétique.

Comme conclusion à cette étude bio-pathogénique, nous dirons donc, de même; *C'est l'imperfection de l'équilibre hématosique qui crée les syndromes anémiques*, et, par suite, la *thérapeutique rationnelle de l'hypo-hématose doit tendre à la régulation du cycle hématopoïétique.*

---

(1) Albert Robin. *Journal de Médecine interne*, 15 décembre 1901.

DEUXIEME PARTIE

BASES RATIONNELLES

DE LA

Médication hématosique

CHAPITRE PREMIER

Valeur biothérapique du Fer vitalisé

La production globulaire constitue le véritable témoin de l'activité biogénique.

La cellule, a dit CLAUDE BERNARD, est l'image de l'organisme. De même l'on peut dire que le véritable témoin de l'activité biogénique consiste dans la production globulaire ; et nous venons de voir, en ce qui concerne les hématies, que leur valeur bio-physiologique est elle-même subordonnée à leur richesse pigmentaire, à leur teneur en hémoglobine. C'est cette dernière substance, cause de la coloration sanguine, qui, véhiculée par le torrent circulatoire, va, au contact des alvéoles pulmonaires, capter l'élément de vie : l'oxygène atmosphérique et qui, ensuite, le diffuse dans l'intimité des organes les plus délicats. C'est ce précieux agent, sorte de navette du mécanisme animal, qui constitue la raison d'être du globule rouge, le motif de sa différenciation. La preuve en est que, si l'on rend ce dernier impropre à sa fonction en l'intoxiquant par l'oxyde de carbone, l'animal meurt avec des symptômes d'asphyxie. Or, ce poison violent, dont CLAUDE BERNARD (1) avait montré l'action élective sur l'hématie, forme avec l'hémoglobine, ainsi que F. HOPPE-SEYLER (2) l'a prouvé, une combinaison chimique définie et fort stable, dans laquelle l'oxygène se trouve déplacé volume à volume par le gaz toxique.

(1) CLAUDE BERNARD. *Leçons sur les substances toxiques et médicamenteuses*, Paris, 1857 ; et *Leçons sur les liquides de l'organisme*, tomes I, p. 365 et II, p. 427.

(2) F. HOPPE SEYLER, *Arch. de Kirchow*, 1863, et *Med. chem. Untersuch*, Berlin, 1866.

DISCONTINUITÉ DE L'OXYDATION HÉMOGLOBINIQUE

La fixation d'oxygène est liée à la présence du fer.

La fixation d'oxygène, qui constitue la fonction globulaire, est strictement liée à la présence, dans la molécule d'hémoglobine, d'une certaine quantité de fer, dont la médecine a, depuis longtemps, reconnu et proclamé les bienfaits. On pourrait, en somme, dire que le fer est à l'organisme de l'être supérieur ce que l'allumette est aux foyers de combustion. Il entretient la mise en jeu régulière et alternative des phénomènes vitaux, qui aboutissent tous finalement à la production d'énergie sous forme de chaleur, mouvement, électro-tonus, etc.

Cette vertu du fer, quoique spécifique, n'est pourtant plus mystérieuse : elle appartient à tout corps doué du pouvoir oxydasique, et nous verrons qu'à ce point de vue, le manganèse est le plus capable de le suppléer au maximum. C'est l'association cumulative et combinée de ces deux agents, sous une forme éminemment adaptée aux fonctions vitales, qui vaut au GLOBÉOL sa principale caractéristique et qui est la base de ses puissants effets.

L'hémoglobine n'est pas une véritable oxydase.

Le motif de cette association est que *l'hémoglobine ne répond pas au titre de véritable ferment oxydant, de véritable oxydase.* « L'oxydase, disent ENRIQUEZ et SICARD (1), se montre bon chargeur, chargeur d'actif, écoulant rapidement sa provision d'oxygène, et renouvelant cette provision toujours la même pour combler les vides au fur et à mesure qu'ils se produisent. » Au contraire, les ozonides « peuvent bien, dans certaines circonstances, se charger d'oxygène et céder cet oxygène; ils sont d'assez bons véhicules, mais de mauvais chargeurs, et, leur marchandise cédée, ils deviennent incapables du transport de nouvelles provisions. Ils sont usés. Le phénomène d'oxydation, toujours peu marqué, est terminé une fois pour toutes. »

En somme, pour donner une caractéristique générale, nous admettrons volontiers que *l'action des vraies oxydases est continue, tandis que celle de l'hémoglobine est discontinue.* Pour rétablir la continuité des processus d'oxygénation, le milieu sanguin contient côte-à-côte des corps oxydants tels que l'hémoglobine, et des ferments oxydant indirects (anaéroxydases) qui ne peuvent fixer l'oxygène de l'air qu'en présence d'un intermédiaire très oxygéné : térébenthine vieillie à l'air ou, mieux, eau oxygénée. C'est, sans doute, grâce à la présence de fer que l'hémoglobine se comporte comme vecteur d'oxygène ; en tous cas, comme le manganèse, il agit comme excitateur et accélérateur des oxydases, il décuple l'activité des ferments oxydants indirects mais

C'est un vecteur d'oxygène.

(1) E. ENRIQUEZ et J.-A. SICARD, *Les oxydations dans l'organisme*, Paris 1902.

rustout des ferments oxydants directs qui ont pour siège la trame des divers tissus.

IMPORTANCE BIOLOGIQUE DU FER

Le fer joue donc, dans l'organisme, un rôle très important : et il en est ainsi non seulement dans le règne animal, mais aussi dans le règne végétal. Sa présence est indispensable pour la formation du pigment chlorophyllien, et cependant elle n'existe pas dans sa molécule, ainsi que A. GAUTIER (1) l'a constaté. STOKLASA (2) a été amené à penser qu'il existe, dans tout végétal, une substance semblable à l'hématogène que BUNGE a extrait des jaunes d'œufs. Comme l'animal, la plante peut éprouver une sorte de misère physiologique que GABRIEL VIAUD et plus récemment MAZET (3) ont rapprochée de la chlorose ou anémie et que BUISINE a pu guérir par le traitement ferrugineux. Le pouvoir de sélectionnement que manifestent les végétaux à l'égard du fer résulte aussi des vieilles recherches analytiques de BOUSSINGAULT et des plus récentes déterminations de MOUNEYRAT (4) qui démontrent leur richesse en cet élément. Ils constituent donc la principale ressource pour l'alimentation ferrugineuse de l'homme ; ils servent de matière première pour la fabrication de l'hémoglobine, sans doute après transformation de leurs principes minéraux en combinaisons organiques complexes, probablement nucléiniques.

Le fer est utile aux végétaux.

C'est dans l'hémoglobine que se trouve fixée la majeure partie du fer chez l'animal. CARDAN l'avait, pour la première fois, constaté dans le sang en 1663 ; et SCHMIDT avait plus tard établi sa localisation dans le globule rouge. BOUSSINGAULT (5) en a trouvé 0 gr. 35 dans 100 grammes de globules secs, ce qui équivaut environ à 1 gr. 40 sur 1000 grammes de globules humides. D'après ces chiffres, un homme de 70 kilos contiendrait 3 gr. 50 de fer. PELOUZE a trouvé, chez l'homme, dans 1000 gr. de sang total, au maximum 0 gr. 537, au minimum 0 gr. 508. En moyenne, on peut dire que la masse du sang chez un homme de poids moyen, en admettant qu'elle représente environ la treizième partie du corps, contient environ 3 grammes de fer. Mais ce métal se rencontre disséminé dans toutes les humeurs, principalement dans la bile et le lait, ainsi que dans la plupart des organes et des tissus. Parmi ces derniers, la rate et le foie constituent des lieux de réserve dont l'im-

Chez l'animal le fer est surtout fixé dans la molécule d'hémoglobine.

---

(1) A. GAUTIER. *Société chimique de Paris*, 1877.

(2) JULES STOKLASA. *Académie des sciences de Paris*, août 1898.

(3) MAZET. *Ann. de l'Institut Pasteur*, décembre 1904.

(4) MOUNEYRAT. *Académie des Sciences de Paris*, 13 mai 1907.

(5) BOUSSINGAULT, *Annales de Chimie et de Physique*, 4e série, tome 27.

portance est si caractéristique qu'elle a inspiré à Dastre son intéressante théorie de la fonction martiale.

VARIATIONS BIO-CHIMIQUES DE L'OXYHÉMOGLOBINE

L'hémoglobine varie de composition d'une espèce à l'autre

L'oxyhémoglobine représente une matière protéique, dont le haut degré de complication est prouvé par le chiffre de son poids moléculaire, lequel est presque exactement le double de celui de l'ovalbumine. Ses éléments constitutifs sont toujours les mêmes (carbone, oxygène, azote, hydrogène, soufre et fer); mais leurs proportions centésimales varient sensiblement d'une espèce animale à l'autre.

et dans les divers états pathologiques.

Chez l'homme lui-même, L. Bard (1) a été amené à penser qu'elle devait présenter des variations de qualité originelle, en rapport avec des différences de valeur colorante et d'altérabilité, correspondant à des étapes diverses de formation évolutive. La teneur en fer est supérieure à la valeur colorimétrique lorsqu'il s'agit d'une anémie simple avec conservation de l'hématopoïèse et effort efficace de régénération normale; elle lui est au contraire inférieure dans tous les cas où la régénération fait défaut, par suite de l'entrave apportée à l'hématopoïèse par une cachexie ou une maladie organique grave.

La seule interprétation plausible de ces différences serait que le sang contient normalement de l'hémoglobine à divers degrés d'évolution, puisque les hématies subissent une destruction et une régénération incessantes. « A l'état normal, dit Bard, l'hémoglobine achevée prédomine dans le sang et lui donne sa valeur colorimétrique habituelle par rapport à sa teneur en fer. A l'état pathologique, quand la destruction des globules vieillis n'est pas suffisamment compensée par la formation de globules nouveaux, la quantité proportionnelle d'hémoglobine adulte l'emporte plus encore que normalement sur celle de l'hémoglobine jeune : la valeur colorimétrique est supérieure, par suite, à la valeur en fer. Si, au contraire, l'anémie est le fait de la perte ou de la destruction exagérée de globules anciens, avec régénération active de globules nouveaux, l'effet inverse se produit et le fer prédomine sur la couleur. » Quoi qu'il en soit, *l'hémoglobine subit une étape évolutive, en rapport avec l'état des forces hématopoïétiques*, dont l'appréciation peut être obtenue par la détermination du rapport fer-couleur.

Valeur hémoglobinique du sang.

La *teneur normale du sang en hémoglobine* est de 13 à 14 0/0 chez l'homme adulte et de 12 à 13 0/0 chez la femme. Hénocque (2) fait remarquer avec juste raison

(1) L. Bard. *Sem. méd.* 11 août 1900 : Utilisation clinique du dosage du fer dans le sang.

(2) Hénocque. Spectroscopie biologique, tome I: Spectroscopie du sang. Paris, Librairie Masson.

que la plupart des habitants des villes ne présentent pas au-delà de 13 0/0. Les professions exercent une influence certaine sur la quantité habituelle ou moyenne; c'est ainsi que chez les habitants des villes, la moyenne ordinaire est plus faible pour ceux qui se livrent aux carrières libérales.

UTILITÉ DU FER
DANS LE TRAITEMENT DE LA NEURASTHÉNIE

Le *surmenage mental*, qui est particulier à ces dernières professions, n'est certainement pas étrangère à l'anémie qu'elles peuvent déterminer. Ainsi que A. GRAZIANI (1) l'a spécialement démontré, il entraîne, d'une part, la diminution du contenu hémoglobinique et, d'autre part, une augmentation constante de la résistance minima des globules rouges. Ces modifications tiennent à un ensemble de causes différentes, telles que l'insuffisance de l'alimentation, l'action directe du système nerveux, la dépréciation du système respiratoire, l'influence de substances toxiques, résultant de l'exagération du travail mental. *La douleur*, a-t-on dit, *est le cri des nerfs qui réclament un sang plus généreux*. De là, l'utilité d'appliquer à la neurasthénie la médication ferrugineuse.

La neurasthénie peut résulter de la pauvreté du sang.

« Lorsqu'il se produit une altération de l'hémoglobine et particulièrement un appauvrissement de sa teneur en fer, dit LEMOINE (2), les éléments intimes des tissus sont en souffrance et les premiers à en subir les conséquences sont les éléments les plus sensibles, c'est-à-dire les cellules nerveuses. Que le système nerveux vienne à souffrir, la machine humaine sera détraquée; il s'établira aussitôt dans l'organisme un état pathologique qui ne cessera que lorsque l'organe noble aura repris normalement ses fonctions. Que ce défaut d'oxydation dû à une insuffisante quantité de fer dans le sang et les viscères vienne à se prolonger, les troubles légers et intermittents qui se manifestent dès le principe ne feront qu'augmenter de plus en plus ».

Les travaux de FÉRÉ ont établi, d'ailleurs, d'une façon suffisante l'action bienfaisante du fer comme traitement des épileptiques à constitution générale affaiblie.

AXENFELD et HUCHARD ont également recommandé les ferrugineux chez les neurasthéniques anémiques. C'est aussi l'opinion de KRAFT-EBING dans son Traité des maladies nerveuses et celle du professeur LEMOINE dans l'article que nous venons de citer.

---

(1) A. GRAZIANI. *Ann. di Igiena sperimentale*, 1907.

(2) LEMOINE. *Progrès médical*, 3 sept. 1906 : Traitement de certains cas de neurasthénie par le fer.

LÉGITIMITÉ DU FER DANS LE TRAITEMENT DE L'ANÉMIE TUBERCULEUSE

Le titre hémoglobinique du sang subit, dans les divers états pathologiques, des variations de la plus haute importance, puisqu'il peut descendre jusqu'à 4 0/0. Néanmoins, à partir de ce chiffre, la vie est compromise, le danger est imminent.

Divers degrés d'anémie.

Ce sont les anémies qui présentent dans leur évolution les variations les plus étendues ; et on peut, avec HÉNOCQUE (1), les catégoriser de la façon suivante :

A partir de 11,5 à 11 0/0, il y a début d'anémie;
— 10,5 à 9 0/0, l'anémie est confirmée;
— 8,5 à 7 0/0, — intense;
— 6,5 à 4,5 0/0, — grave;
— 4 à 3 0/0, — extrême ou cachectique.

Que penser de la tuberculose et de son traitement par la médication ferrugineuse ? La donnée longtemps classique a été celle de MALASSEZ, à savoir que dans l'anémie tuberculeuse il peut y avoir diminution du nombre des hématies, mais non de leur valeur globulaire; et cette opinion avait été confirmée par JACCOUD (2). Cependant, quelques auteurs ont été plus frappés de la diminution de l'hémoglobine que de celle des hématies. Tels sont QUINQUAUD (3) qui avait signalé l'abaissement progressif de la capacité respiratoire du sang chez le tuberculeux, et HÉNOCQUE (4) qui avait conclu de ses recherches spectroscopiques que l'anémie tuberculeuse est caractérisée par la diminution de l'hémoglobine. Le même fait a été constaté par FONOGLIO (5), LAACHE (6), LAKER (7), ENGELSEN (8), NEUBERT (9), etc. Plus récemment, L. APPELBAUM (10) a spécifié qu'il importait de distinguer les tuberculeux gras et florides des tuberculeux dont le sang est faibli et qui sont habituellement d'anciens scrofuleux. Chez les premiers le sang reste à peu près normal, tandis que chez les seconds on constate une diminution de l'hémoglobine en même temps

L'hémoglobine et la capacité respiratoire s'abaissent progressivement chez le tuberculeux.

---

(1) HÉNOCQUE. *Loc. cit.*, page 96.

(2) JACCOUD. Cliniques de la Pitié, 1887.

(3) QUINQUAUD. Congrès de l'Association française pour l'avancement des sciences, 1889.

(4) HÉNOCQUE. *Congrès de la tuberculose*, 1891 : Applications de l'analyse spectroscopique du sang à l'étude de la tuberculose.

(5) FONOGLIO. *Œsterreich. med. Yahrbuch*, 1882.

(6) LAACHE. *Die Anämie*, 1883.

(7) LAKER. *Wien. med Woch*, 1886.

(8) ENGELSEN. Thèse de Copenhague.

(9) NEUBERT. Thèse de Dorpat.

(10) L. APPELBAUM. *Berl. Klin. Woch.*, 6 janvier 1902 : *Blutuntersuchungen au Phtisikern.*

que du nombre des globules, de la densité du sang et de son extrait sec.

Plus récemment encore, BAUDRAN (1) a été amené à conclure « *qu'un organisme devient un terrain tuberculeux lorsque la proportion d'hémoglobine du sang est diminuée de 17 à 20 0/0, alors que les matières albuminoïdes restent normales.* » Il pense que, dans cette affection, il serait nécessaire d'augmenter la richesse en hémoglobine de l'économie ; et il *conseille, comme spécifique pour la rénovation globulaire, le fer, qui, après avoir arrêté le processus de déglobulisation, fournit aux hématies les matériaux dont elles ont besoin pour devenir adultes et résistantes.* « Le choix de la préparation, dit-il, n'est du reste pas indifférent. On peut s'adresser à un protosel quelconque pourvu qu'il soit facilement absorbable dans l'économie. Peut-être serait-il à la tuberculose ce que le mercure est à la syphilis. » Sans prétendre au titre de panacée, le GLOBÉOL peut fournir un précieux appoint pour la restauration du terrain chez le tuberculeux, non seulement parce que le fer s'y trouve vitalisé par suite de sa forme colloïdale, mais encore parce qu'il s'y trouve uni à des bases, susceptibles de stimuler la digestion, de relever la nutrition et de lutter contre la déchéance hématogénique.

Le Globéol peut être un adjuvant utile pour la cure anti-tuberculeuse.

Les bienfaits résultant d'une meilleure régulation hématosique sont d'autant plus vraisemblables que HÉNOCQUE (2) avait habituellement remarqué une concordance entre l'augmentation ou la diminution du poids des tuberculeux et les variations en plus ou en moins de l'oxyhémoglobine. H. BARBIER et RAVRY (3) admettent aussi que, chez les enfants tuberculeux, la reconstitution du sang en richesse globulaire et en nombre de globules est un phénomène régulier qui accompagne la reprise de poids et l'amélioration de l'état général.

Pourquoi ?

L'expérience clinique justifie d'autant plus l'emploi du fer dans la tuberculose que l'on connaît mieux, aujourd'hui, les rapports étroits de cette affection avec la chlorose. Tous les auteurs, à la suite des travaux de TROUSSEAU, de HAND, de HAYEM et de GILBERT, avaient admis ses rapports ; mais, en général, ils regardaient la chlorose comme une entité morbide dans la détermison de laquelle la tuberculose n'intervient qu'à titre de cause prédisdosante.

Toute différente est la conception de LANDOUZY qui considère la chlorose comme une anémie toujours

---

(1) BAUDRAN. *Bull. des sciences pharmacologiques*, mars 1904 : Du terrain tuberculeux. Rôle du fer dans la tuberculose.

(2) HÉNOCQUE. *Loc. cit.*

(3) H. BARBIER et RAVRY. *Soc. méd. des hôpitaux de Paris*, 15 juin 1906 : Anémie et reconstitution du sang chez les enfants tuberculeux.

symptomatique, souvent symptomatique de tuberculose. Dans le *Traité d'hématologie* qu'il a publié en collaboration avec F. Besançon, Marcel Labbé (1) a maintenu cette doctrine et soutenu que dans un très grand nombre de cas la chlorose n'est qu'une forme larvée de tuberculose. Il a également montré que l'on ne doit plus admettre comme article de foi l'antagonisme, signalé par Trousseau, entre le fer et la tuberculose. Hayem avait déjà, d'ailleurs, apporté un tempérament à cette opinion : s'il admit bien que le tuberculeux supporte en général difficilement le fer, il pensa cependant que le tuberculeux anémique, celui qu'il appelle chloro-tuberculeux, peut bénéficier de ce traitement et qu'il y a avantage à l'instituer quand la chlorose est prédominante et que la pneumo-tuberculose est apyrétique et peu avancée. Marcel Labbé pense qu'il n'y a pas lieu de proscrire le fer dans le syndrôme chlorotique d'origine tuberculeuse, mais que son emploi est justifié chaque fois que le syndrôme existe, quelle que soit son étiologie. La seule garantie pour éviter tout échec, chez le tuberculeux, c'est de baser sa prescription non d'après l'achrodermie, mais d'après l'hypoglobulie. La réhabilitation du fer dans la thérapeutique antituberculeuse a été corroborée par les opinions de Moutard-Martin et de Edgard Hertz.

Nécessité de la réhabilitation du fer dans le syndrome chlorotique, d'origine tuberculeuse.

BIENFAITS DE LA MÉDICATION MARTIALE

D'une façon générale, d'ailleurs, le fer doit être considéré comme un des agents les plus puissants de la médication reconstituante. Le seul titre de *panacée de la cachexie* indique suffisamment en quelle estime le tenaient les anciens, et sa vieille renommée n'a fait que s'accroître à notre époque. « Il est l'ami de nos organes », écrivait Cruveilhier ; et Raquin disait : « Les ferrugineux sont le type le plus vrai, le plus incontestable, le plus éminemment utile de la médication corroborante. »

Il représente le *traitement de choix de l'anémie* dans toutes ses formes, tous les états qui en dépendent, toutes les conséquences qui en dérivent. Hayem en fait « dans tous les cas, sans exception et sans restriction, le médicament *spécifique de la chlorose*, et lorsque après avoir essayé nombre de préparations martiales sans obtenir de résultat, on déclare, de guerre lasse, l'inutilité du fer, c'est qu'on a passé à côté de la bonne préparation. ».

Le Globéol est le remède par excellence de toute maladie de langueur.

En outre, la médication martiale, dont le Globéol donne la garantie certaine et inoffensive, mérite d'être considérée comme un palliatif souverain de toutes déchéances physiques, un reconstituant énergique des convalescents, un soutien efficace dans tous les états de débi-

(1) Marcel Labbé, *Presse médicale*, 31 août 1904, et *Société médicale des Hôpitaux*, 21 octobre 1904.

lité, d'épuisement et de faiblesse : en un mot, le *remède par excellence de toute maladie de langueur* (1).

MODE D'ACTION DE LA MÉDICATION FERRUGINEUSE

Quant au mode d'action du fer dans l'organisme animal, il a été fort discuté et a fait l'objet de nombreuses controverses, dans le détail desquelles il serait fastidieux et, d'ailleurs, inutile d'entrer. Nous nous contenterons d'énoncer le sens général des principales théories qui ont été émises. Certains, tels que PEREIRA, MIALHE, LIEBIG, BOUCHARDAT et HIRTZ, l'ont considéré comme apportant aux éléments organiques des conditions spécifiques d'existence et de développement qui en font un véritable *aliment du sang*. D'après CLAUDE BERNARD, il n'agirait que comme *eupeptique*, c'est-à-dire qu'il favoriserait simplement la digestion et l'absorption. TROUSSEAU et PIDOUX l'ont représenté comme un excitant des fonctions végétatives et des forces d'assimilation et de réparation. BUNGE a pensé qu'il *modifie le cours de la désassimilation ferrugineuse*, en protégeant le fer organique des aliments contre certaines actions décomposantes du milieu intestinal (sulfuration) et en lui permettant ainsi d'être absorbé.

Aliment du sang.

Eupeptique.

Permet l'assimilation du fer alimentaire.

On a invoqué une *action vaso-motrice*, analogue à celle de l'iodure, et déterminant l'hypertension sanguine et la diminution du nombre des pulsations (POKROAKI, CORNELIAND). On a également songé à un effet sur le système nerveux, susceptible d'exciter les fonctions des hématies.

Vaso-motrice.

Mais ce qu'on a surtout mis en relief, c'est l'action régénératrice, directe ou indirecte. Le pouvoir hématogène ou mieux hémoglobinigène se trouve fortement établi ; mais on l'attribue à des causes différentes.

D'après HAYEM, le processus de *rénovation du sang* sous l'influence du traitement ferrugineux s'opérerait en deux phases :

1° Phase de *multiplication des hématies*, caractérisée par la diminution du nombre des hématoblastes, leur transformation en hématies et la disparition des globules géants.

2° Phase de *perfectionnement des hématies*, caractérisée par leur régularisation et leur enrichissement en hémoglobine. En résumé, le fer médicamenteux arrêterait le processus de déglobulisation et permettrait aux hématies d'acquérir leur parfait développement.

Multiplie et perfectionne les hématies.

D'autres penchent pour une excitation spéciale des organes hématopoiétiques et principalement du tissu myéloïde. C'est ainsi que, d'après HOFFMANN (2), les

Excite le tissu hématopoiétique.

---

(1) Le GLOBÉOL se prend à la dose de 2 pilules avant chaque repas. Au bout de trois semaines, il pourra être suspendu pendant une semaine pour être repris, si besoin est, à la même dose pendant le même laps de temps.

(2) HOFFMANN, *Münch. med. Woch.*, 1899.

préparations ferrugineuses accéléreraient la régénération des hématies et enrichiraient en fer la moëlle osseuse. Leur action stimulante sur l'activité physiologique de cette dernière se manifesterait par la transformation rapide des éléments jeunes, sans noyaux, en hématies qui passeraient aussitôt dans le sang.

Augmente l'énergie des échanges hémoglobiniques.

La réaction hématopoïétique n'est pas seulement d'ordre plastique : elle comporte encore l'augmentation de l'hémoglobine. HÉNOCQUE (1), en particulier, a insisté sur la puissance et la rapidité de cette action et a montré que, parallèlement, se relève l'activité de réduction des tissus, c'est-à-dire la valeur des échanges. L'action du fer médicamenteux (minéral ou organique) sur la formation de l'hémoglobine a été, depuis, expérimentalement prouvée par KUNDEL (2), par ABDERHALDEN (3) et par HIACHER (4).

Favorise la sélection des hématies.

D'autres auteurs inclinent pour des explications qui me semblent intéresser plutôt le bio-métabolisme proprement dit du globule rouge. C'est ainsi que, d'après RINALDO-MARCHESINI (5), les préparations ferrugineuses n'auraient une action directe ni sur la multiplication des hématies, ni sur l'augmentation de l'hémoglobine ; mais elles amélioreraient l'hématie saine en ce sens qu'elles la rendraient plus résistante et plus rebelle à la déperdition de l'hémoglobine. En même temps la masse sanguine deviendrait meilleure, grâce à la destruction des hématies débiles et des leucocytes en excès. Le fer favoriserait donc la *sélection des globules rouges*.

Sensibilisation globulaire.

D'après VAQUEZ, le fer agirait comme une *sorte de sensibilisateur*, en sollicitant le pouvoir normal des globules à fixer dans leur protoplasma le fer qu'ils ne pouvaient pas retenir : il permettrait ainsi une meilleure assimilation du fer alimentaire.

LANDAU (6) pense que, si le fer inorganique remédie aux altérations de la crase sanguine, c'est parce qu'il concourt à augmenter dans le sang les matériaux nécessaires à la constitution de l'hémoglobine et à la néoformation des hématies.

Les récentes recherches sur les oxydases ont inspiré à FIQUET (7) une interprétation, purement chimique, du mode d'action des sels ferreux. A côté de l'effet reconstituant, « il faut aussi, dit-il, reconnaître à ces médicaments une action spéciale qui résulte de l'apport de

---

(1) HÉNOCQUE. *Loc. cit.*

(2) KUNKEL. *Arch. f. d. ges. Physiol.*, 1895 : Blutbildung aus anorganischen Eisen.

(3) ABDERHALDEN. *Zeitsch. f. Biologie*, 1900.

(4) HIACHER. *Rousski Vratch*, 1901.

(5) RINALDO MARCHESINI. *Clin. méd. ital.*, déc. 1898.

(6) LANDAU. *Zeitsch. f. Klin. Medicin*, 1902.

(7) FIQUET. *Presse médicale*, 19 octobre 1901 : La médication martiale dans la chlorose et les oxydases en thérapeutique.

l'oxygène aux cellules. Ils agissent comme l'hémoglobine elle-même, ils renforcent son action et contribuent ainsi largement aux phénomènes de nutrition. Mais tous les ferrugineux n'ont pas la même valeur, il est évident qu'ils agiront d'autant mieux qu'ils seront moins stables, qu'ils seront constitués de façon à absorber plus facilement l'oxygène et à le céder ensuite, c'est-à-dire qu'ils se rapprocheront le plus de la constitution des ferments oxydants.

Le fer a un rôle oxydasique.

Les conditions de cette vitalisation diastasique se trouvent réalisées par le Globéol, qui représente une synergie biothérapique de fer et manganèse colloïdaux. Pour démontrer l'intérêt du fer colloïdal, il nous suffira de dire qu'après le professeur Garrigou, H. Bouquet (1) a récemment fondé sur sa présence le mode d'action des eaux minérales ferrugineuses : « elles agissent, dit-il, en activant les oxydations organiques et, par conséquent, en améliorant la nutrition générale. Cette action se produit soit en favorisant la production des oxydases naturelles, soit en introduisant dans l'économie des éléments minéraux capables de remplacer ces oxydases et de jouer le même rôle qu'elles. »

A côté de cette interprétation bio-chimique, nous placerons celle de Castaigne (2) qui a mis particulièrement en relief le rôle excito-sécrétoire du fer sur la cellule hépatique, en se fondant sur la théorie de Dastre et Floresco (3) sur la fonction martiale du foie.

MUTATIONS DU FER DANS L'ÉCONOMIE ANIMALE

D'une façon générale, nous sommes peu fixés sur le mécanisme des divers procesus qui concourent à la formation et à la destruction des hématies ou de l'hémoglobine. On a même ... l'absorption du fer médicamenteux, mais on sait aujourd'hui par les recherches de A. B. Macallum (1891), Gaule (1896), W. S. Hall (1896), Hochhauss et Aninckr (1896), Cloetta (1897), Hofmann (1898), G. Swirski (1899, Abderhalden (1900), que sa résorption se fait au niveau du duodénum d'où les leucocytes le transportent, à l'état de combinaison organique, dans le foie, la rate et la moelle osseuse. Lorsque sont terminées ses mutations intra-organiques, il s'élimine par diverses voies, mais principalement par la surface intestinale qui accapare la presque totalité de son excrétion. A partir de l'intestin, il se forme un nouveau circuit (hépato-intestinal) et il va se déposer à l'état de réserve dans l'organe hépatique.

C'est une condition universelle du foie chez tous les

(1) H. Bouquet. *Bull. gén. de thérapeutique*, 1908.

(2) Castaigne. *Presse médicale*. 1907 : Le foie et le fer.

(3) Dastre et Floresco. Recherches sur les matières colorantes du foie. Paris, Steinheil, 1899.

D'après la théorie de la fonction martiale du foie, le fer hépatique aurait pour rôle de favoriser les combustions intra-organiques.

animaux de fixer le fer sous la même forme organique, d'être l'organe ferrugineux par excellence. Or, la fonction hémoglobinique n'existant que chez les vertébrés, DASTRE et FLORESCO ont été amenés à formuler l'ingénieuse théorie de la fonction martiale du foie, d'après laquelle le fer hépatique aurait pour rôle de favoriser les combustions intra-hépatique. Dès lors, CASTAIGNE pense qu'un des premiers effets de la médication martiale serait d'activer les fonctions hépatiques et de lutter contre leur insuffisance, qui est fréquente dans la chlorose.

En tous cas, il importe de fournir à l'organisme de l'anémique et surtout du convalescent la matière première pour l'édification de ses réserves, non-seulement hématosiques, mais encore hépatiques. On aura ainsi la meilleure garantie pour le soutien de sa résistance vitale. Ce sera également le moyen d'empêcher le ralentissement de la nutrition qui mènerait à l'arthritisme.

La médication ferrugineuse est de la plus haute importance chez la femme.

Cette médication est d'autant plus impérieuse chez la femme que, longtemps avant la conception, elle prépare lentement dans un organe quelconque (probablement la rate) une réserve de fer pour le nouveau-né, qui l'utilisera dès le moment de la naissance, au fur et à mesure du développement. C'est sans doute ce fait qui explique *pourquoi la chlorose est plus fréquente chez la femme et pourquoi elle apparaît généralement à l'époque de la puberté.*

Dès que le fer est entré dans l'économie, il y subit des mutations dont la lenteur est démontrée par la petitesse de l'élimination urinaire. En admettant que la bile secrète environ 0 gr. 035 de fer en 24 heures et que la masse du sang renferme approximativement 1 gramme de fer, il résulte d'anciens calculs d'ENGEL fils que cette

Lenteur du cycle biologique du fer.

quantité de fer doit s'éliminer en $\frac{1}{0.0035}$, soit environ 30 jours. La durée des hématies ne semble donc pas dépasser un mois. L'hématie se reforme continuellement aux dépens des matériaux qu'abandonne l'hématie usée; on peut donc admettre que *la synthèse vitale de l'hémoglobine s'accomplit lentement* et, par suite, que le cycle biologique du fer est long à parcourir. De là l'inutilité des doses massives de fer médicamenteux; et même, a dit très justement DUJARDIN-BEAUMETZ, « les plus petites doses de fer sont celles qui produisent le plus grand effet thérapeutique. »

LE GLOBÉOL ASSURE LA RÉGÉNÉRATION SANGUINE

L'administration du fer en pilules sauvegarde l'estomac.

Pour obtenir de la médication martiale des effets salutaires, il importe de discerner le mode d'administration qui convient le mieux à des organes affaiblis et déjà frappés d'une tare dystrophique. L'estomac, avant tout, doit être entouré de soins pieux; et, sous prétexte de réveiller la vitalité, on ne doit pas prescrire une dose ou une forme qui pourraient être pires que le mal, en imposant un excès de fatigue à des rouages essentiels qui se trouvent déjà en état d'infériorité.

Pour satisfaire à cette condition primordiale, il importe de *rejeter toute médication qui comporte le contact d'un sel ferrique ou ferreux dans l'estomac* ou qui entraîne le dégagement du métal dans cet organe. C'est le cas des potions, sirops, vins, etc.

Au contraire, le GLOBÉOL est absorbé sous une forme pilulaire qui est absolument inoffensive. Elle est aussi la plus active, parce qu'elle porte directement dans l'intestin les agents médicamenteux qui s'y libèreront dès leur arrivée dans le duodénum et qui, ensuite, pourront passer dans la circulation sans avoir subi d'altération véritable. Grâce à cette administration réfractée qui les rend inoffensifs, l'assimilation desdits agents offre toutes chances d'être plus parfaite et, par suite, plus profitable. De plus, l'*organisme répugne à l'absorption trop brutale de corps uniquement minéraux* : il n'accepte que des éléments déjà vitalisés par la constitution organique et d'autant mieux qu'ils sont plus près d'un certain état d'ionisation et qu'ils sont plus aptes à se dégager à l'état naissant. Or, la forme colloïdale est celle qui s'adapte le mieux aux diverses conditions normales du fonctionnement vital, d'autant plus qu'elle a pour effet de suractiver les propriétés médicamenteuses et surtout celles qui se rattachent à l'activité oxydasique. On sait aussi que, si des substances sont synergiques, c'est-à-dire coopèrent au même but, leur association est susceptible d'effets plus puissants que si on ne les utilise qu'individuellement.

La forme colloïdale est la meilleure.

La constitution du GLOBÉOL répondant encore à ce principe, on comprend qu'on puisse obtenir avec lui les mêmes effets qu'avec les doses massives, sans en avoir les inconvénients. Dès lors, plus de désagréments ou d'accidents à redouter, tels que noircissement des dents, constipation, troubles congestifs, etc.

Avec le GLOBÉOL, la régénération sanguine est prompte et certaine. Elle se trouve assurée par l'addition de deux effets de même ordre : ceux du fer, qui sont familiers à l'organisme, ceux du manganèse, qui quoique plus étrangers sont peut-être plus puissants. Ce dernier fait ce que l'autre ne peut pas faire.

Le Globéol ajoute aux bienfaits du fer ceux du manganèse.

CHAPITRE II

Utilité du Manganèse colloïdal

HISTOIRE THÉRAPEUTIQUE DU MANGANÈSE

C'est Bréra qui, d'après Soulier (1), a prescrit le premier le manganèse sous forme de peroxyde, vers le commencement du siècle dernier; et c'est Wurzer qui, pour la première fois en 1830, constata la présence de ce métal dans le résidu de la calcination du sang. Cette découverte fut confirmée par Millon en 1847, puis contestée et enfin revérifiée par Hannon (2) qui pût même déterminer les variations pathologiques de la teneur du sang en ce métal. On le trouverait en assez grande quantité dans le sang des pléthoriques et fort diminué chez les scrofuleux, les anémiques et certains chlorotiques. Dès lors, Hannon distingua trois sortes de chlorose, suivant qu'elle était due à la diminution du fer seul, du manganèse seul ou des deux métaux en même temps; et il conseilla un traitement variable dans ces différents cas.

Diminution du manganèse dans le sang des chlorotiques.

En 1852, Pétrequin (3) entreprit une longue étude de la questi[illegible] n'accepta qu'en partie les conclusions de Hannon. [illegible] fforça d'établir :

1° Le fai[illegible] l'association du fer et du manganèse dans tout organisme végétal ou animal;

2° La possibilité de la suppléance réciproque des deux métaux dans le monde animal;

Suppléance réciproque du fer et du manganèse.

3° L'abaissement du taux du fer et du manganèse dans le sang de tout chlorotique;

4° La nécessité de l'administration simultanée des deux médicaments dans le traitement de la chlorose.

Nous nous permettrons de rapporter en entier son opinion qui justifie l'utilisation du complexe colloïdal (fer-manganèse), inauguré par le Globéol (4). « *En admi-*

---

(1) Soulier. *Traité de thérapeutique et de pharmacologie.*

(2) Hannon. *Journal de la Soc. des sciences médicales de Bruxelles,* 1850, p. 351.

(3) Pétrequin. *Bull. gén. de thérap.*, 1852 : De l'emploi du manganèse dans la chlorose.

(4) Ce complexe correspond à une véritable entité pharmacothérapiq[illegible]e, car on sait que, si on mélange deux colloïdes, leur réaction [illegible]tuelle détermine l'apparition de propriétés nouvelles. On sait également que, si les colloïdes sont de même signe, le mélange devient s[illegible]able.

nistrant le fer, dit-il, on a comblé le déficit de ce métal dans le sang, mais on n'a porté aucun remède contre l'insuffisance du manganèse ; la guérison ne peut donc être complète. En adjoignant, par contre, aux préparations martiales une petite proportion de manganèse ainsi que l'analyse du sang le réclame, on imprime aux premières toute l'énergie qui leur manque et on aide puissamment à la réparation des globules et à la reconstitution du fluide sanguin ». PÉTREQUIN conseille de donner un peu plus de fer que de manganèse « pour imiter davantage le procédé de la nature elle-même. »

L'administration simultanée du fer et du manganèse complète la guérison.

Après avoir joui d'une certaine vogue aussi bien en France qu'à l'étranger, ce traitement fut plus tard préconisé de nouveau par CH. ELOY (1) qui conseilla l'usage du manganèse dans certains cas de chlorose, quand il y a imminence d'hérédité tuberculeuse, intolérance pour le fer ou éréthisme nerveux faisant craindre l'action excitante de ce dernier.

L'usage du manganèse est de nouveau tombé dans l'oubli, depuis que GLÉNARD, après l'avoir vainement cherché dans le sang d'ouvriers d'une usine manganésienne, s'est inscrit contre son importance en biologie humaine, et depuis que KOBERT (2) et CAHN (3) ont conclu à sa non-absorption dans le tube digestif.

Cependant, DEBIERRE (4) reconnaît au manganèse toutes les propriétés physiologiques et thérapeutiques du fer ; et SOULIER, dans son *Traité de thérapeutique*, recommande, au cours de toute médication ferrugineuse, de changer de préparations et de recourir, momentanément du moins, aux préparations manganiques ou ferro-manganiques.

ACTION BIOTHÉRAPIQUE DU MANGANÈSE

Le manganèse augmente la teneur du sang en hémoglobine.

CERVELLO (5) a constaté que l'administration méthodique des métaux lourds augmente la teneur du sang en hémoglobine ; et MERCADANTE a montré que l'augmentation du nombre des hématies n'est proportionnelle à celle de l'hémoglobine que dans les formes d'anémie, caractérisées par de l'hypoglobulie.

La molécule des métaux lourds est-elle susceptible d'entrer dans le complexus de l'hémoglobine ou, en d'autres termes, peut-il exister une hémoglobine manganésienne comme il existe une hémoglobine cuivrique (*Hémocyanine* des invertébrés aquatiques) ? C'est une question qui n'est pas encore résolue.

---

(1) CH. ELOY, *Rev. gén. de clin. et de thérap.*, janvier 1891.
(2) KOBERT, *Arch. f. exp. Pathol.*, 1883.
(3) J. CAHN. *Arch. f. exp. Pathol.*, 1883.
(4) DEBIERRE, *Société de biologie*, 1885.
(5) CERVELLO, *Société de thérapeutique de Paris*.

En tout cas, il semble que le cycle biologique du manganèse dans l'organisme animal soit analogue à celui du fer. En effet, d'une part, CAHN (1) a nettement observé l'activité d'élimination du manganèse par la muqueuse intestinale; et, d'autre part, GOTTLIEB (2) a constaté sa fixation dans le foie.

Parenté biologique du fer et du manganèse.

En raison de la parenté de ces deux métaux on est donc autorisé à conclure qu'ils doivent posséder une action similaire, et on peut admettre avec le Professeur POUCHET que le manganèse, à petite dose, augmente l'activité des échanges nutritifs.

De plus, son association avec le fer est des plus rationnelles. « En effet, dit J. GAUBE (3), comme le fer, mais d'une manière beaucoup plus intense, le manganèse agit en incitant les ferments oxydants du globule sanguin, et lorsque le sang ne contient pas de manganèse, il manque aux échanges gazeux, à la respiration du globule un élément d'activité. »

LE MANGANÈSE CONSTITUE LA DOMINANTE MINÉRALE DES OXYDASES

L'importance biologique du manganèse et le vrai sens du rôle capital qu'il joue dans le phénomène vital par excellence ont été mis en lumière, dès 1897, par les remarquables recherches de GABRIEL BERTRAND qui ont établi : d'une part, l'influence primordiale du substratum minéral dans les diastases et, d'autre part, la présence constante du manganèse dans un très grand nombre de ferments oxydants.

Ce savant est arrivé à ces conclusions en isolant du latex de l'écorce de l'arbre à laque (*Rhus succedanea*) une oxydase, que HIKOROKURO YOSHIDA avait soupçonnée dès 1883, et qui a la propriété de coaguler ledit latex et de le transformer à l'air en un beau vernis noir. En analysant les cendres de la laccase, il y trouva une grande quantité de manganèse (2 gr. 5 pour cent de leur poids) et remarqua que le plus actif des précipités, obtenus par fractionnement, était également le plus riche en manganèse. Eliminant alors la majeure partie du manganèse, il put constater que le pouvoir oxydant devenait excessivement faible et lent, tandis que l'addition de quelques milligrammes de manganèse à l'état de sulfate manganeux lui redonnait une très grande activité.

Richesse de la laccase en manganèse.

Quel est le rôle du manganèse? L'expérience semble prouver que c'est la combinaison (peut-être seulement le mélange) de laccase et de manganèse qui est actif;

---

(1) J. CAHN. *Loc. cit.*

(2) GOTTLIEB. *Zeitsch. f. physiol. Chemie.*, 1891.

(3) J. GAUBE. *Cours de minéralogie biologique*. Tome I, p. 168; Paris, librairie Maloine.

pris isolément, chacun des composés n'a qu'une faible activité.

G. BERTRAND (1) a également obtenu, par la combinaison du manganèse avec les acides organiques, des oxydases synthétiques, d'autant plus actives que le radical acide de la combinaison est d'un poids moléculaire plus élevé.

Ces intéressantes recherches permettent de concevoir les oxydases comme des combinaisons spéciales du manganèse, dans lesquelles le radical acide, probablement de nature protéique et variable suivant la diastase considérée, aurait juste l'affinité nécessaire pour maintenir le métal en dissolution, c'est-à-dire sous la forme la plus propice au rôle qu'il doit remplir. D'après cette conception, le manganèse serait le véritable agent actif de l'oxydase, celui qui fonctionne à la fois comme activeur et comme convoyeur d'oxygène; la matière albuminoïde apporterait au ferment les autres caractères.

Le manganèse est le véritable agent de la fonction oxydasique.

A la suite de ces recherches, TRILLAT (2) a prouvé que l'activité des sels manganeux est liée à l'état colloïdal du métal et a même préparé une oxydase artificielle en combinant du manganèse à une matière colloïdale.

EFFET BIO-CATALYTIQUE DU MANGANÈSE

L'action activante du manganèse peut se manifester à l'égard de fermentations autres que les oxydasiques. C'est ainsi que WOLFF (3) a constaté qu'en liqueur acide ou mieux alcaline, elle exagère les propriétés de la diastase liquéfiante de l'amidon. PETIT (4) a pu pour ainsi dire reproduire une diastase, analogue à cette dernière, en fixant du fer ou du manganèse sur de l'albumine sèche; et DALETSKY (5) a pu, avec des stéréates des mêmes métaux, activer les processus d'oxydation des graisses.

Le manganèse active divers processus de fermentation.

MAQUENNE (6) a étudié l'action du manganèse sur les levures et a vu qu'il accélère la fermentation et augmente la richesse alcoolique.

La découverte de G. BERTRAND a même inspiré des essais culturaux dans le but d'accroître le degré de fertilisation. Des expériences de VŒLKER, LOEW et SAWA, ASO, NAGAOKA, KANTER, HILL, GÖSSL, PASSERINI, il résulte qu'à faible dose, le manganèse constitue un stimulant très énergique des plantes : il augmente le poids des récoltes et la richesse oxydasique. GRÉGOIRE (7) a pu,

Son emploi en agriculture accroît le degré de fertilisation des engrais.

(1) GABRIEL BERTRAND. *Académie des Sciences de Paris*, 1897.
(2) TRILLAT. *Académie des Sciences de Paris*, 1er février 1904.
(3) WOLFF. *Académie des Sciences de Paris*, 1905.
(4) PETIT. *Académie des Sciences de Paris*, 26 déc. 1905.
(5) DALETSKY. *Soc. méd. de Saint-Pétersbourg*, 20 avril 1904.
(6) MAQUENNE. *Académie des Sciences de Paris*, 29 juillet 1907.
(7) GRÉGOIRE. *Bull. de l'Agriculture belge*, 1907.

avec des engrais au manganèse, augmenter la récolte de la pomme de terre et accroître la richesse saccharine de la betterave. G. BERTRAND (1) a pu, dans la culture d'avoine, obtenir une augmentation de grains, égale au cinquième du poids obtenu sans manganèse. Ce métal semble ici jouer le rôle plutôt de catalyseur que d'engrais; aussi BERTRAND propose-t-il d'appeler ces engrais complémentaires : *engrais catalytiques*, pour bien montrer que ses éléments ont un rôle plus physiologique que nutritif.

Ce qu'il y a de surprenant, c'est que les doses faibles agissent mieux que les fortes; et la puissance de l'infinitésimal est d'autant plus grande que le métal se trouve à l'état colloïde. On sait, en effet, que le platine colloïdal peut déterminer la décomposition de l'eau oxygénée, à l'infime dilution d'un gramme de métal dans 70 millions de litres d'eau. Ne sont-ce pas là des raisons sérieuses en faveur de la pratique homéopathique, si souvent décriée à tort?

Le Globéol est un catalytique.

C'est également à titre de catalytique, c'est-à-dire d'excitateur des phénomènes chimiques intra-cellulaires, que se recommande le GLOBÉOL. Il représente un véritable ferment métallique, capable de suppléer à l'insuffisance des oxydases naturellement contenues dans le protoplasma; et, par conséquent, il se trouve indiqué dans tous les cas où il y a lieu de relever les actes d'oxydo-réduction qui semblent être l'un des processus les plus généraux de l'organisme pour lutter contre les auto-intoxications, l'un des moyens de défense les plus actifs contre les toxi-infections.

Bien des faits attestent le pouvoir antitoxique de la médication oxydasique. PORTIER a démontré, en effet, que l'injection de laccase dans le sac lymphatique de la grenouille provoque une abondance diapédèse des leucocytes et une exaltation de leurs mouvements amiboïdes. En général, toute oxydase jouit de propriétés chimiotaxiques positives à l'égard des globules blancs, et c'est pourquoi A. ROBIN et WEILL ont observé de la leucocytose à la suite d'injection de ferments métalliques. A titre d'antitoxique, le GLOBÉOL pourra donc rendre service dans les états anémiques souvent liés à des auto-intoxication digestives.

(1) GABRIEL BERTRAND. *Académie des Sciences de Paris*, 26 déc, 1905.

CHAPITRE III

Synergie opothérapique du Globéol

Nous venons de voir que les bases essentielles qui entrent dans la composition du GLOBÉOL sont le fer colloïdal et le manganèse colloïdal, et que cette association permet de contribuer efficacement à la reconstitution des forces vives de l'économie, non seulement en apportant ce qui est nécessaire pour la réparation du sang, mais encore en suppléant fonctionnellement au défaut de régulation hématosique et en excitant la respiration cellulaire.

Or, nous avons vu qu'il importe également de pourvoir à la régulation des tissus de sanguification, car, ainsi que l'a dit le professeur LÉPINE (1), « alors même qu'elle serait purement passagère, une stimulation formatrice des organes hématopoïétique ne saurait être inutile à une anémique ».

ADYNAMIE CHLOROTIQUE

Cette médication, qui ne peut revenir qu'à une intervention opothérapique, s'applique d'autant plus à la chlorose que cette affection, particulière à la puberté, doit être considérée comme une déviation évolutive, une insuffisance héréditaire. « La chlorose, dit GILBERT (2), n'est pas une anémie secondaire subordonnée à un état pathologique des ovaires, du tube digestif, du foie ou du système nerveux, mais une *anémie primitive*. Elle représente un des modes d'expression de la déchéance organique héréditaire, d'où sa coexistence fréquente avec d'autres stigmates de déchéance, tels que l'hypoplasie vasculaire, l'hypoplasie des organes génitaux, l'hystérie. » De même, pour IMMERMANN, elle dépendrait d'une « *adynamie plastique* et *anergie fonctionnelle de l'appareil cytogène* ».

Conformément à cette théorie, on a montré le rôle que joue l'imperfection des sécrétions internes et on a attribué les troubles chlorotiques à une auto-intoxication, ayant des causes variées. On a principalement

(1) LÉPINE. *Sem. méd.* 1898.
(2) GILBERT. *Congrès de Moscou*, 1897.

incriminé l'insuffisance ovarienne et l'insuffisance thyroïdienne. Mais il est probable que tout protoplasma peut être atteint d'infériorité.

INTÉRÊT DE LA PLASMOTHÉRAPIE

C'est pour satisfaire à ces indications qu'on a adopté comme enrobage du GLOBÉOL un extrait protoplasmique : celui des globules du sang, préparé suivant la méthode de MM. LUMIÈRE (1), qui ont inauguré la plasmothérapie en préconisant l'hémoplase comme antitoxique, tonique et stimulant.

« Les propriétés humorales, dit METCHNIKOFF, ne représentent qu'une certaine fraction dans l'ensemble des phénomènes de l'immunité, cette dernière étant dominée par des propriétés cellulaires » ; et MM. LUMIÈRE (2) ajoutent : « Le lieu de production des anticorps est donc le protoplasma. C'est le protoplasma qui semble jouer le rôle important dans la défense de l'organisme. Il était donc rationnel de rechercher dans ce protoplasma les substances actives que l'on a jusqu'ici trouvées quelquefois dans le sérum. Il y avait lieu de supposer que, puisées directement dans leur lieu de production, ces antitoxines doivent être plus efficaces, tout au moins, dans un certain nombre de cas, lorsque l'immunisation ne permet pas l'application de la sérothérapie. Ces considérations ont été la base de la méthode *plasmothérapique* que nous avons instituée et qui emprunte ses agents et ses moyens thérapeutiques au protoplasma cellulaire. »

C'est surtout la réaction normoblastique de la moelle que doit viser toute médication spécifique de l'anémie, car nous avons vu que c'est elle principalement qui concentre l'énergie de réparation sanguine. Lorsqu'on étudie, comme l'a fait PAUL CARNOT (3), l'activité hématopoiétique des différents organes après la saignée, on constate qu'il s'élabore une substance capable de provoquer rapidement une hyperglobulie considérable. Or, cette hémopoiétine ne se trouve que dans le sang et la moelle osseuse et paraît même plus abondante dans cette dernière. CARNOT pense donc qu'elle a pour lieu d'origine la moelle osseuse ou, tout au moins, qu'elle s'y fixe secondairement, par suite de son affinité élective pour le tissu médullaire sur lequel elle doit agir. C'est peut-être en vertu d'une affinité homologue que les excitants spécifiques, d'ordre cellulaire, peuvent provo-

(1) AUGUSTE LUMIÈRE, LOUIS LUMIÈRE et J. CHEVROTIER. *Académie des Sciences de Paris*, 10 juillet 1905 : Préparation et propriétés d'extraits protoplasmiques des globules du sang.

(2) A. et L. LUMIÈRE. *Revue générale des sciences*, 15 février 1906 : La plasmothérapie.

(3) PAUL CARNOT. *Académie des sciences de Paris*, 27 août et 17 sept. 1906 ; *Société de Biologie*, 3 novembre 1906.

quer dans le tissu myéloïde la fixation de principes utiles au relèvement de l'énergie hématosique. Il s'ensuit alors une véritable opothérapie médicamenteuse qui répond à un sélectionnement biothérapique.

MÉFAITS DE LA SURALIMENTATION CARNÉE

A côté du mal, la nature a placé le remède et c'est sans doute pour cette raison qu'instinctivement on a eu recours, pour lutter contre l'anémie, à l'usage le plus souvent intempestif de viandes saignantes ou même de sang en nature.

Or, les abus de la suralimentation carnée peuvent entrainer de fâcheuses conséquences. Ils peuvent donner lieu à des troubles gastriques, intestinaux, hépatiques, néphrétiques, nerveux et cutanés, qui ont été bien mis en relief par de nombreux médecins dans ces derniers temps et sur lesquels nous n'insisterons pas. Nous nous contenterons de dire que l'abus de la suralimentation, particulièrement carnée, peut conduire à la gravelle, à la lithiase biliaire, à l'obésité et au diabète.

Les extraits de viande stimulent mais ne réparent pas.

Quant aux extraits de viande, ils ne répondent aussi qu'indirectement à leur but. Pour ne pas être taxé de partialité, je me contenterai de citer l'opinion suivante de LAMBLING (1). « Un grand nombre de médecins, dit-il, se représentent volontiers l'extrait de viande ou de bouillon concentré comme contenant sous un petit volume toute l'énergie chimique d'une masse considérable de viande, et comme représentant par conséquent un apport de « force » considérable. En réalité, il n'en est rien. Un aliment nous apporte de la force lorsque par sa décomposition en des termes plus simples, il peut mettre en liberté une certaine quantité d'énergie utilisable pour l'organisme. Ainsi se comportent les albuminoïdes, les graisses, les hydrocarbonés, édifices moléculaires complexes, très élevés, construits avec accumulation d'une grande quantité d'énergie, et dont l'écroulement progressif fournit à l'organisme la force dont il a besoin. Or, on a montré que de telles substances ne se trouvent dans le bouillon ou dans l'extrait de viande qu'en quantité très minimes, d'où il suit que la valeur alimentaire de ces deux préparations est nécessairement très faible. »

La sensation de réconfort et de stimulation que peut procurer l'ingestion de telles substances est de courte durée et ne correspond pas à un véritable apport d'énergie. Elles peuvent atténuer toutes les sensations de la faim et réconforter puissamment sans produire une réparation organique réelle.

Donc, les extraits de viande, outre qu'ils sont sou-

(1) LAMBLING. *Encyclopédie de Frémy*, Chimie des liquides et des tissus de l'organisme. 1892, page 166.

vent la cause d'accidents toxiques, ne font qu'exciter sans nourrir et, d'ailleurs, s'ils enrichissaient le sang, ce serait surtout en raison du fer qu'ils apporteraient.

L'action excitante est due aux principes cellulaires.

L'action excitante est due aussi à la présence des éléments cellulaires ou aux principes que ces éléments retiennent dans leur trame protoplasmique. Si donc, par un procédé spécial, on parvient à dissocier le tissu résiduel du milieu sanguin, tout en respectant la nature diastasique des précieux agents qui le caractérisent, on pourra obtenir un extrait opothérapique qui sera utile en excitant ce qu'il faut et à la dose voulue. Le mélange colloïdal (fer-manganèse), qui est la base organo-minérale du GLOBÉOL fournit l'appoint fondamental de la cure anti-anémique. Il reconstitue l'organisme en réparant la lésion sanguine. Mais, pour maintenir la guérison, il importe d'assurer le débit régulier de la sécrétion interne des glandes qui président à la formation du sang. Il faut en un mot, stimuler le tissu hématopoiétique et c'est en partie à ce but que répond, au dehors de son effet antitoxique et chimiotaxique, l'adjonction de l'extrait protoplasmique des globules du sang.

LE GLOBÉOL EST BIOTONIQUE

La critique générale que nous venons de faire des excitants carnés s'applique aussi bien à tous les toniques à base d'alcool, kola, café, dont l'effet, surtout nerveux, est momentané et dont les inconvénients bien connus ne valent pas les avantages.

Inconvénients dyspeptiques des toniques usuels.

« On a, dit HAYEM, la fâcheuse habitude de faire prendre aux chlorotiques des préparations de quinquina et surtout du vin de quinquina, du vin pur, de la bière forte, on bataille avec elles pour leur faire accepter des aliments succulents, principalement de la viande pour laquelles elles ont une grande répugnance; il est rare qu'on ne détermine pas ainsi une aggravation de la dyspepsie et qu'on ne suscite pas l'apparition de cette grave complication, alors qu'elle n'existe pas encore. »

Au contraire, le GLOBÉOL répare ce qu'il faut et comme il faut, il excite ce qu'il convient mais comme il convient. Il fortifie sans engraisser, il tonifie sans déprimer.

En un mot, grâce à son pouvoir cyto-énergétique, il relève le biotonus général de l'économie et peut contribuer à la régulation de l'activité évolutive.

Conclusions générales

1° La thérapeutique doit devenir néo-vitaliste, c'est-à-dire s'inspirer des processus biomécaniques qui caractérisent l'ordre des manifestations vitales. Elle doit, avant tout, satisfaire et s'adapter aux besoins d'énergie cinétique qui sont les plus essentiels de l'économie.

2° La forme la plus adéquate de vitalisation médicamenteuse peut être obtenue en imitant les modalités spécifiques de zymoactivité et surtout la labilité des substances diastasiques. L'application des données stéréo-chimiques peut rendre la pharmacothérapie plus rationnelle et plus féconde.

3° La régularisation de la respiration cellulaire s'impose pour le maintien de la résistance générale.

La régénération sanguine exige une opothérapie médicamenteuse, sélectionnée au point de vue cyto-énergétique, c'est-à-dire répondant non-seulement à l'apport médicamenteux qui comble le déficit plastique, mais encore à la forme isodynamique qui permet de satisfaire aux suppléances oxydasiques.

4° La notion de vitalité semble essentiellement subordonnée à la vitesse des phénomènes vitaux qui caractérise les diverses modalités de formes vivantes et dont la suractivité progressive marque les étapes successives de l'évolution.

Le perfectionnement hématosique fournit le plus sûr criterium de l'accroissement de vitalité, car il est étroitement lié à l'accélération du métabolisme intime de l'économie.

5° L'énergie vitale doit tendre vers le maximum

d'oxygénation. Aussi, la différenciation respiratoire se conforme-t-elle aux besoins croissants de suractivité vitale.

L'auto-intoxication est plus fatale lorsqu'elle résulte de la prépondérance de vie anaérobie que lorsqu'elle provient de l'autophagie ou de l'insuffisance d'élimination.

6° Le sang constitue, pour l'être vivant, une véritable banque, destinée à la régularisation du bilan nutritif.

7° Le rajeunissement constitue un processus efficace de défense de l'organisme, non seulement par la suractivation phagocytaire, mais encore par l'amplification du pouvoir hématosique. Il semble préparer les éléments cellulaires à une organisation plus favorable à la labilité de leurs constituants essentiels.

8° La différenciation progressive de l'hématie tend, par la réduction de ses dimensions et la suppression de son noyau, à multiplier la surface globulaire.

La fixation de l'oxygène sur l'hémoglobine correspond à une sorte de condensation qui permet l'accroissement de labilité protoplasmique.

9° L'hypohématose implique un défaut de perfectionnement évolutif ou fonctionnel. Il y a donc intérêt à rétablir la régulation hématosique, en instituant une médication qui puisse rationnellement accélérer le processus hématopoiétique et combler le déficit oxydasique.

10° La défense bio-chimique de l'économie se trouve sauvegardée par l'existence d'un luxe d'hémoglobine et par un mécanisme régulateur, tendant à compenser la diminution d'hémoglobine par une meilleure utilisation de celle qui reste.

La médication ferrugineuse, qui augmente la capacité respiratoire du sang, favorise sans doute cette régulation.

11° Les processus de régulation hématosique intéressent non seulement la différenciation globulaire, la labilité de la molécule hémoglobinique, l'énergie hématopoiétique, mais encore l'activité de l'oxydo-réduction tissulaire.

12° L'organisme ne dépérit qu'en raison de l'effort auquel il est astreint. Aussi, n'est-ce pas tout que de relever la vitalité en régularisant l'équilibre hématosique, en accumulant des réserves pour la fonction martiale et en excitant la respiration cellulaire. Il faut encore compléter l'intervention biothérapique en orientant l'effort réparateur de telle sorte que les conditions de résistance spécifique du tissu sanguin se trouvent renforcées.

La réparation plastique du sang, qui répond à une sorte de rajeunissement et comporte une suractivation de la vitalité, résulte du réveil de l'activité cytopoiétique. Mais elle ne peut toujours être suffisante ou adéquate à son but : elle est le plus souvent hypotypique et aboutit à une hétéromorphose, liée à la reviviscence de tissus ancestraux.

13° C'est l'imperfection de l'équilibre hématosique qui crée les syndromes anémiques; et, par suite la thérapeutique rationnelle de l'hypo-hématose doit tendre à la régulation du cycle hématopoiétique

14° L'hémoglobine n'étant pas une véritable oxydase, il importe, dans les états anémiques, de pallier à la discontinuité de son action, en administrant des corps, tels que le manganèse, qui soient susceptibles d'exciter directement l'activité des ferments oxydants.

15° Le *Globéol* est un adjuvant des plus utiles pour la cure anti-neurasthénique et pour le traitement de l'anémie tuberculeuse. Il constitue la médication spécifique de tout état anémique et de la chlorose, ainsi que le remède par excellence de toute maladie de langueur. Il augmente en quelque sorte la force de vivre et abrège la convalescence.

Ses avantages pharmacodynamiques résultent de ce qu'il ajoute aux bienfaits reconstituants du fer les effets bio-catalytiques du manganèse. De plus, par l'incorporation de ces deux agents, à *l'état colloïdal*, dans un extrait protoplasmique de globules sanguins, il réalise une intéressante synergie opothérapique, une véritable opothérapie médicamenteuse qui non-seulement perfectionne l'hématose grâce à ses propriétés bioplastiques et cyto-énergétiques, mais qui encore est antitoxique et biotonique.

Sa forme pilulaire permet d'éviter tous les inconvénients dyspeptiques de la médication ferrugineuse et, grâce à la libération réfractée qui s'opère dans le milieu intestinal, assure l'assimilation intégrale des principes médicamentaux qui constituent son complexe colloïdal.

TABLE DES MATIÈRES

Introduction. — *Principes de Thérapeutique Néo-vitaliste.* — Intérêt des conceptions bio-mécaniques. — Orientation néo-vitaliste de la thérapeutique. — La zymo activité. — Principes de médication hématosique.. 5

PREMIÈRE PARTIE

IMPORTANCE DU Perfectionnement hématosique

CHAPITRE I. — Corrélations de l'Hématopoïèse et la Vitalité.. 11

CHAPITRE II. — Existence d'un Luxe d'Hémoglobine.. 22

CHAPITRE III. — Energie de réparation sanguine...... 29

DEUXIÈME PARTIE

BASES RATIONNELLES DE LA Médication hématosique

CHAPITRE I. — Valeur biothérapique du Fer vitalisé... 33

CHAPITRE II. — Utilité du Manganèse colloïdal........ 46

CHAPITRE III. — Synergie opothérapique du *Globéol*... 51

Conclusions générales................ 55

Imprimerie de la Bourse de Commerce, 33, rue J.-J.-Rousseau, Paris

Une particularité du **Globéol**, qui représente encore une nouveauté rationnelle, réside dans l'association à ces deux principes essentiels *d'extraits protoplasmiques totaux des cellules du sang;* et voici quel est le motif de ce choix.

A côté du mal, la nature a placé le remède, et c'est sans doute pour cette raison qu'instinctivement on a recours, pour lutter contre l'anémie, à l'usage, le plus souvent intempestif, de viandes saignantes ou même de sang en nature. Or, *les abus de la suralimentation carnée peuvent entraîner de fâcheuses conséquences.*

De plus, *les extraits de viande ne répondent qu'indirectement à leur but.* Outre qu'ils sont souvent la cause d'accidents toxiques, ils ne font qu'exciter sans nourrir; et d'ailleurs, s'ils enrichissent le sang, c'est surtout en raison du fer qu'ils apportent. Leur action excitante est due à la présence des éléments cellulaires du sang ou aux principes que ces éléments retiennent dans leur trame protoplasmique. Si donc, par un procédé spécial, on parvient à dissocier le tissu résiduel du milieu sanguin, tout en respectant la nature diastasique de ses précieux agents, on pourra obtenir un *extrait opothérapique* qui sera *utile en excitant ce qu'il faut et à la dose voulue.*

Principaux effets du Globéol

Le complexe colloïdal (fer-manganèse), qui est la base organo-minérale du **Globéol**, fournit *l'appoint fondamental de la cure anti-anémique. Il reconstitue l'organisme, en réparant la lésion sanguine.*

Mais, pour maintenir la guérison, il importe d'assurer le débit régulier de la sécrétion interne des glandes qui président à la formation du sang. Il faut, en un mot, stimuler le tissu hématopoiétique, et c'est à ce but que répond l'adjonction d'extraits protoplasmiques de sang. Ainsi, non seulement *on répare ce qu'il faut et comme il faut,* mais *on excite ce qu'il convient et comme il convient.*

Sous cette double influence, *le malade ne tarde pas à reprendre la vitalité* qu'il avait perdue. Son appétit renaît, grâce, d'ailleurs, à une petite quantité de *quassine* qui prépare les voies digestives à l'absorption d'un excédent de nourriture. Les forces reviennent; les muqueuses et le visage se recolorent; les vertiges disparaissent; la menstruation se régularise. En un mot, le malade se voit, pour ainsi dire, renaître; il éprouve une *sorte de sentiment de résurrection.*

Le **Globéol** représente donc le *traitement de choix de l'anémie* dans toutes ses formes, tous les états qui en dépendent, toutes les conséquences qui en dérivent.

La chlorose et la convalescence

Le **Globéol** est le *spécifique, par excellence, de la chlorose,* et, par conséquent, *des pâles couleurs* chez la jeune fille, à l'époque de la puberté.

Il est le palliatif idéal de *toutes déchéances physiques,* la médication la plus utile du *lymphatisme,* le remède le plus efficace de tous états de débilité, d'épuisement, de faiblesse, de perte d'appétit.

Mais c'est dans la *convalescence* que le **Globéol** montre sa haute efficacité. Il est véritablement souverain et de nombreuses observations médicales attestent qu'il *abrège singulièrement la durée de la convalescence.* C'est là un fait qui est patent, indiscutable et qui s'explique par son pouvoir spécifique de régénérateur.

La tuberculose

Le Dr J. Noé a montré le rôle utile du **Globéol** dans la tuberculose. « Le **Globéol**, écrit-il, peut fournir un précieux appoint pour la restauration du terrain chez le tuberculeux, non seulement parce que le fer s'y trouve vitalisé par suite de sa forme colloïdale, mais encore parce qu'il s'y trouve uni à des bases, susceptibles de stimuler la digestion, de relever la nutrition et de lutter contre la déchéance hématogénique ». Des faits cliniques multiples prouvent l'efficacité évidente de ce précieux reconstituant.

La résistance organique

Le **Globéol** relève la vitalité en régularisant l'équilibre hématosique, en accumulant des réserves pour la fonction martiale et en excitant la respiration cellulaire. L'intervention biothérapique en est complétée en orientant l'effort réparateur de telle sorte que *les conditions de résistance spécifique du tissu sanguin se trouvent renforcées.*

Le **Globéol** met donc l'organisme en meilleur état de résistance.

Il augmente la force de vivre. Il diminue la fatigue journalière et permet de supporter plus aisément le labeur quotidien. La vie cesse d'être une charge pour qui prend du **Globéol**. Le **Globéol** est donc un véritable tonique, mais un tonique sans danger comme les vins de quinquina et les vins alcoolisés qui ont détraqué tant d'estomacs et qui sont proscrits avec juste raison par le corps médical.

Observations

Un grand nombre d'observations très probantes nous ont été adressées par les médecins qui ont expérimenté le Globéol. Un ancien interne de Paris, le Dr Cruceanu écrit, entr'autres :

« Nous avons fait nous-mêmes de nombreuses expériences qui nous permettent de conclure que les deux pilules prises au début de chaque repas redonnent vite au sang les qualités qui lui sont nécessaires pour suffire aux dépenses de l'économie. L'appétit renaît rapidement, les forces reviennent et le malade ne tarde pas à éprouver une sorte de *sentiment de force, de vitalité nouvelle* qui lui fait prendre un goût nouveau à la vie. Souvent au début nous prescrivons 8 pilules (4 à chaque repas), le Globéol produisait alors une véritable résurrection. Beaucoup de malades continuaient cette dose pendant tout leur traitement. Le Globéol est sans aucun doute le remède souverain de l'anémie et de la chlorose, qui se traduisent surtout, chez la jeune fille à l'époque de la puberté, par les pâles couleurs du visage. Nous avons obtenu des guérisons remarquables dans la scrofule, le lymphatisme. Chez les neurasthéniques qui manquent précisément de cette énergie que donne le Globéol, le Globéol fait positivement merveille. J'ai toute une série de tuberculeux qui se sont guéris grâce au Globéol qui a pu leur permettre d'améliorer leur terrain organique et de résister ainsi à l'invasion microbienne. La cure normale du Globéol est de quatre mois (20 jours par mois, 4 à 8 pilules par jour).

« Je puis en outre, affirmer que le Globéol abrège très notablement la convalescence et cela s'explique aisément. Mais d'une façon générale, on peut dire qu'il représente le spécifique par excellence de toute maladie de langueur. C'est un tonique de premier ordre qui, contrairement aux excitants habituels, manifeste une action réellement utile et persistante. Il abrège la convalescence et augmente, pour ainsi dire, *la force de vivre*, dont tout le secret réside, nous l'avons vu, dans le soutien des conditions essentielles de résistance.

« C'est pourquoi nous prescrivons des cures de Globéol à la plupart de nos malades, cette médication ne rencontrant aucune contre-indication et permettant une lutte efficace contre la déchéance hématogénique. »

MODE D'EMPLOI

L'emploi du **Globéol** ne rencontre en aucun cas de contre-indication. Il peut être administré dans n'importe quelle maladie et en même temps que n'importe quel autre médicament.

Le **Globéol** se prend à la dose minimum de : *2 pilules au début de chaque repas.*

Cette dose est doublée avec avantage surtout au début du traitement et peut être continuée sans aucun inconvénient indéfiniment (8 pilules par jour).

Au bout de trois semaines, le médicament peut être suspendu pendant une semaine, pour être repris à la même dose pendant le même laps de temps, et cela tant que le malade a besoin d'être fortifié. La cure est habituellement de quatre mois.

Enfants : 1 pilule à chaque repas.
Puberté et adultes : 2 pilules à chaque repas.

Il est recommandé aux personnes qui manquent d'appétit de prendre le **Globéol** une heure avant les repas.

Les médecins qui ont expérimenté ce produit sont d'avis que toute personne *bien portante* devrait faire au moins une cure de **Globéol** au printemps et à l'automne, *à titre préventif,* pour activer la régénération sanguine, tonifier l'organisme et, le *fortifiant puissamment*, le mettre ainsi en état de résister efficacement aux maladies.

Nombre de personnes font chaque mois leur cure de **Globéol** et cela à titre permanent. C'est une mesure sage dont l'efficacité certaine s'explique par l'augmentation des forces ainsi provoquée.

Le Flacon, franco, 7 fr. — La Cure, Union Postale, franco, 26 fr.

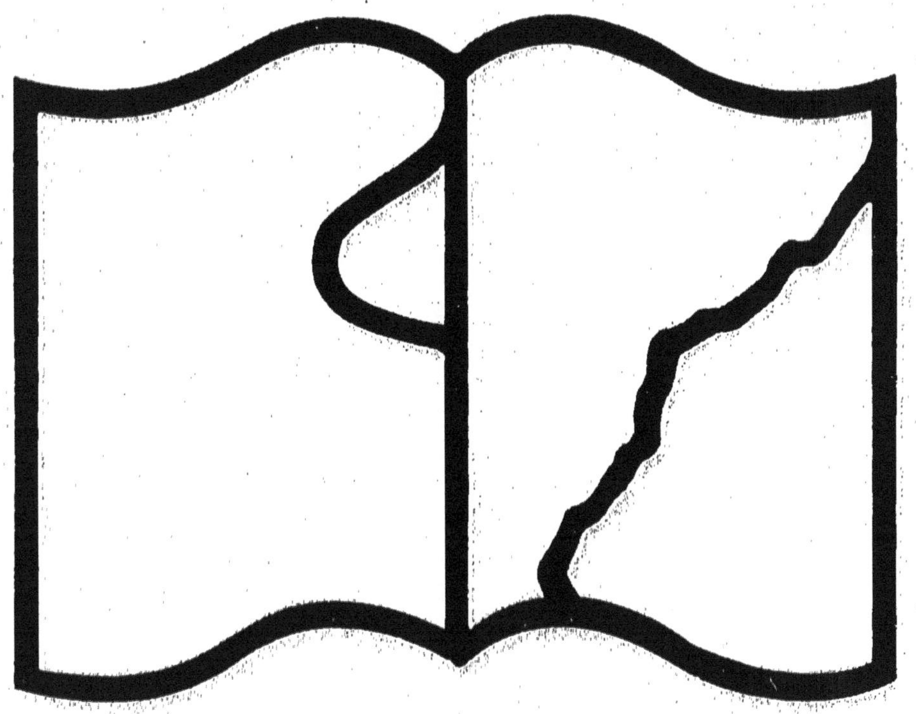

Texte détérioré — reliure défectueuse

NF Z 43-120-11

www.ingramcontent.com/pod-product-compliance
Ingram Content Group UK Ltd.
Pitfield, Milton Keynes, MK11 3LW, UK
UKHW020210200726
13856UKWH00004B/1305